# 海外館藏中醫古籍珍善本輯存（第一編）

第十八册

劉金柱　羅　彬　主編

醫門法律（二）

廣陵書社

醫經醫理類

# 醫門法律（二）

卷二—四

〔明〕喻嘉言 著

寬文五年刻本

醫經醫理類

# 醫門法律（二）

[illegible]

卷一—四

# 醫門法律卷之二

西昌喻昌嘉言甫著

## 中寒門

論一首　法十三條
律三條　比類法六十九條

風寒暑濕燥火六氣。分配手足各六經。百病之生莫不繇之。軒岐論列。要在於此。然原始上古經文先師僦季貸所傳。每思洪荒初闢結繩紀事。書從何來。豈光音天化生世界遂有天醫降下乎。抑仰求太自在天而得之乎。然則醫藥者上天之載也窮理盡性至命。首推醫學矣。去古漸遠。無階可升。

日取內經讀之其端緒或有或無有者可求無者將何求耶君相二火及燥氣未曾深及即寒之一氣賴先聖張仲景推演傷寒中寒爲二論不知中寒論何以不入金匱之藏至晉初即無可搜求并其弟子衛汎四逆三部厥經亦亡從未有老醫宿學記載一語晉人之淺於讀醫豈待問哉設使晉代仙醫許旌陽葛稚川之流仰遡丹臺紫府太自在天之藏得其原論亦未必爲當世之所好矣昌既尚論傷寒論不揣凡鶩竊欲擬議仲景傳世之

文以窺見不傳之一班後及内經之風熱暑濕并燥火鉄畧百病傳訛綿力任重老而不休志非不苦但以從不見聞之說定爲率由坦道按劍而詫不祥在所不免然十百中豈無一二三知已取其大關畧其小失乎見爲是者因其是暢發奥旨見爲非者因其非另豎偉議總不肯安上世至今相沿之黯淡而必欲耀之光明有仲景表章内經於前有諸君子表章内經金匱於後昌於後輩中如雜劇登場漫引其端要不謂非箇中人物也且昌數

十載寤寐誠求纔脫凡身必承提命此番公案尚有待於再來云

## 陰病論

喻昌曰太極動而生陽靜而生陰陽動而不息陰靜而有常二氣交而人生二氣分而人死二氣偏而病起二氣乖而病篤聖神憂之設爲醫藥調其偏駁使歸和平而民壽已永觀於生氣通天論中論人身陽氣如天之與日失其所則折壽而不彰是雖不言陰病而陰病之機宛然可識但三皇之世如春陽和司

今陰靜不擾所以內經凡言陰病但啓其端弗竟其說厥後國政乖訛陽舒變爲陰慘天之陽氣閉塞地之陰氣冒明冒明者以陰濁而冒蔽陽明也百川沸騰山冢崒崩高岸爲谷深谷爲陵詩言之矣民病因之橫夭宏多究莫識其所以橫夭之故漢末張仲景著傷寒論十卷治傳經陽病著卒病論六卷治暴卒陰病生民不幸卒病論當世即已失傳豈非其時賢士大夫莫能深維其義金匱玉函置而弗收其流布民間者悉罹兵火之厄耶仲景已後英賢輩出從未

有闡揚其烈者惟寒祇和於中寒一門微有發明誨人以用附子乾薑爲急亦可謂仲景之徒矣然自有醫藥以來祇道其常仲景兼言其變咤而按劍勢所必至越千百年祇和草澤一家之言已不似仲景登高之呼况有丹溪節齋諸縉紳先生多主貴陰賤陽立說曰陽道饒陰道乏曰陽常有餘陰常不足曰陰氣難成易虧故早衰製爲補陰等丸畸重乎陰疇非至理第於此道依樣葫蘆未具隻眼然世醫莫不奉以爲宗即使卒病論傳之至今亦與傷寒論同其慇

悠汝汝也已。嗟乎。化日舒長。太平有象。亂離愁慘殺運繁興。救時者。儻以貴陰賤陽爲政教。必國非其國。治病者。倘以貴陰賤陽爲藥石。必治非其治矣。豈通論哉。昌尚論仲景傷寒論。於凡陰病見端。當以回陽爲急者。一一表之。吾門已駸駸知所先矣。今欲并度金鍼。暢言底裏。易云。通乎晝夜之道而知。夫晝爲陽。羣陰莫不潛伏。夜爲陰。羣陰得以現形。諸鬼爲之夜食。一切山精水怪。揚氛吐燄。伎倆無窮。比雞鳴則盡隱矣。蓋雞鳴夜雖未央。而時則爲天之陽也。天之陽開故長夜不至漫漫而將旦也陰病之不可方物此見一斑而誰爲燃犀之照也哉佛說四百四病地水火風各居百一是則四百四病皆爲陰病矣夫水火木金土在天成象在地成形原不獨畸於陰然而五形皆附地而起水附於地而水中有火火中有風人所以假合成身身所以相因致病率稟四者金性堅剛不受和合故四大惟金不與證無生者必修西方佛土有縣然也世人但知地氣靜而不擾偶見地動便駭爲異不知地氣小動則爲災眚大動則爲劫厄

刼成之來天地萬物凡屬有形同歸於壞然地氣有時大動而世界得不速壞者則以玄天眞武坐鎭北方攝伏龍蛇不使起陸以故地動而水不動水不動而水中之火火中之風自不動也仲景於陰盛亡陽之證必用眞武湯以救逆者非以此乎至於戌亥混淪亦非天翻地覆互相混也天原不混於地廼地氣加天而混之耳蓋地水火風四輪同時轟轉雷擊冲射之威千百億道震盪於五天之中頃之攪毀太空混爲一區而父母所生血肉之軀其陰病之慘烈又

當何如禪宗有白浪滔天劫火洞然大千俱壞等語豈非四大解散之時實有此象乎究竟地氣之加於天者止加於欲界色界等天不能加於無色界天所以上入景中忉利天宮萬聖朝眞兜率內院諸天聽法各各身除中陰頂現圓光由此直接非想非非想天而入佛界法界覩大千世界若掌中一果矣更何劫運可加之耶劫運所加之天至子而開陰氣下而高覆始露至丑而陰氣盡返於地而太空始廓兩儀分奠厥位日月星辰麗乎天華嶽河海附乎地五天

之氣散佈於列曜九地之氣會通乎山澤以清以寧曰大曰廣庶類以蕃萌生而天界隙中所餘暴悍濁陰動輒綿亘千萬丈排空直墜摧殘所生靡有孑遺天開地闢以後陰慘餘殃尚若此其可畏必至寅而駁劣悉返沖和天光下濟地德上承名木嘉卉粲粲賁光音天人下食其果不復昇舉因得施生乃至繁衍而成天地人之三界也此義關係人身性命病機安危最宏最鉅儒者且置爲不論不議醫者更蔑聞矣昌每見病者陰邪橫發上干清道必顯畏寒腹

痛下利上嘔自汗淋漓肉瞤筋惕等證即怔把住關門行眞武坐鎮之法不使龍雷升騰霄漢一遵仲景已傳之祕其以人葠安倘失此不治頃之濁陰從胸而上入者咽喉腫痺舌脹睛突濁陰從背而上入者頸筋麤大頭項若氷轉盼渾身青紫而死謂非地氣加天之刼厄乎惟是徒進附子乾薑純陽之藥亟驅陰邪下從陰竅而出非與迅埽濁陰之氣還返地界同義乎然必盡驅陽隙之陰不使少留乃得功收再造非與一洗天界餘氛俾返沖和同義乎會仲景意中

之法行之三十年治經百人凡遇藥到莫不生全雖
曰一時之權宜即擬爲經常之正法可也醫學缺此
誠爲漏義謹立鄙論以開其端後有作者出其廣大
精微之蘊是編或有可採云爾

卒中寒者陽微陰盛最危最急之候經曰陰盛生內
寒因厥氣上逆寒氣積於胸中而不瀉不瀉則溫氣
去寒獨留留則血凝血凝則脈不通其脈盛大以濇
故中寒內經之言若此今欲會仲景表章內經之意
敷陳一二敢辭饒舌乎

經既言陰盛生內寒矣又言故中寒者豈非內寒先生外寒後中之耶經既言血凝脉不通矣又言其脉盛大以濇者豈非以外寒中故脉盛大血脉閉故脉濇耶此中伏有大疑請先明之一者人身衛外之陽最固太陽衛身之背陽明衛身之前少陽衛身之兩側今不發三陽而直中少陰豈是從天而下蓋厥氣上逆積於胸中則胃寒胃寒則口食寒物鼻吸寒氣皆得入胃腎者胃之關也外寒斬關直入少陰腎藏故曰中寒也此內經所隱而未言者也一者其脉盛

大以濇雖曰中寒尚非卒病卒病中寒其脉必微蓋
内經統言傷寒中寒之脉故曰盛大以濇仲景以傷
寒爲熱病中寒爲寒病分別言之傷寒之脉大要以
大浮數動滑爲陽沉濇弱弦微爲陰陽病而見陰脉
且主死況陰病卒急必無反見陽脉之理若只盛大
以濇二陽一陰亦何卒急之有哉此亦内經所隱而
難窺者也
再推仲景以沉濇弱弦微爲陰脉矣其傷寒傳入少
陰經則曰脉微細今寒中少陰又必但言脉微不言

細矣蓋微者陽之微也細者陰之細也寒邪傳腎其亡陽亡陰尚未可定至中寒則但有亡陽而無亡陰故知其脈必不細也若果見細脈則其陰先已內虧何繇而反盛耶

在傷寒證惟少陰有微脈他經則無其太陽膀胱為少陰之府纔見脈微惡寒仲景蚤從少陰施治而用附子乾薑矣蓋脈微惡寒正陽微所至詩云彼月而微此日而微今此下民亦孔之哀在天象之陽且不可微然則人身之陽顧可微哉腎中既已陰盛陽微

寒自內生復加外寒斬關直中或沒其陽於內藏頃罹殃或逼其陽於外隙駟避舍其人頃刻云亡故仲景以爲卒病也

人身血肉之軀皆陰也父母搆精時一點眞陽先身而生藏於兩腎之中而一身之元氣由之以生故謂生氣之原而六淫之外邪毫不敢犯故謂守邪之神暗室一燈烱然達旦耳目賴之以聽明手足賴之以持行者矣昔人傚雪凌寒尋詩訪友猶曰一時之興到至如立功異域嚙雪虜庭白首猶得生還幾曾內

寒生而外寒中耶故以後天培養先天百年自可常享苟爲不然陽微必至陰盛陰盛愈益陽微一旦外寒卒中而以經常之法治之百中能有一活耶卒病之旨其狂斯乎

腎中真陽得水以濟之留戀不脱得土以堤之蟄藏不露除施泄而外屹然不動而手足之陽爲之役使流走周身固護腠理而捍衛於外而脾中之陽法天之健消化飲食傳布津液而運行於內而胸中之陽法日之馭離照當空消陰除曀而宣布於上此三者

豐亨有象腎中真陽安享太寧故有八十而御女生子餘勇可賈者矣即或施泄無度陽痿不用尚可遷延歲月惟在外在上在中之陽衰微不振陰氣迺始有權或膚冷不溫漸至肌鞕不柔衛外之陽不用矣或飲食不化漸至嘔泄痞脹脾中之陽不用矣或當膺陽礙漸至窒塞不開胸中之陽不用矣乃取水土所封之陽出而任事頭面得陽而戴赤肌膚得陽而熯燥脾胃得陽而除中即不中寒其能久乎

寒中少陰行其嚴令埋沒微陽肌膚凍裂無汗而喪

神守急用附子乾薑加葱白以散寒加猪膽汁引入陰分然恐藥力不勝熨葱灼艾外内協攻迺足破其堅凝少緩須臾必無及矣此一難也

若其人真陽素擾腠理素疎陰盛於内必逼其陽亡於外魄汗淋漓脊項強硬用附子乾薑猪膽汁即不可加葱及熨灼恐助其散令氣隨汗脱而陽無繇内返也宜撲止其汗陡進前藥隨加固護腠理不爾恐其陽復越此二難也

用附子乾薑以勝陰復陽者取飛騎突入重圍搴旗

樹幟使既散之陽望幟爭趨頃之復合耳不知此義者加增藥味和合成湯反牽制其雄入之勢必至迂緩無功此三難也

其次前藥中即須首加當歸肉桂兼理其榮以寒邪中入先傷榮血故也不爾藥偏於衛弗及於榮與病即不相當邪不盡服必非勝算此四難也

其次前藥中即須加入人參甘草調元轉餉收功帷幄不爾薑附之猛直將犯上無等矣此五難也

用前藥二三劑後覺其陽明在躬運動頗輕神情頗

悗更加黄芪白朮五味白芍、太隊陰陽平補、不可歆手、蓋重陰見晛、湜子初歸、斯疇搖搖靡定、怠緩不爲善後、必墮前功、此六難也。

用羣隊之藥、以培陰護陽、其人即素有熱痰、陽出蚤已從陰而變寒、至此無形之陰寒雖散、而有形之寒痰阻塞竅隧者、無繇遽轉爲熱、薑附固可勿施、其牛黄竹瀝、一切寒涼、斷不可用、若因其素有熱痰、妄投寒劑、則陰復用事、陽即躁擾、必墮前功、此七難也。

前用平補後、已示銷兵放馬、偃武崇文之意、茲後總有頑痰留積經絡，但宜刼寒助氣，開通不宜辛辣助熱壅塞。蓋辛辣始先不得已而用其毒，陽既安，猪即宜休養其陰，何得喜功生事，徒令病去藥存，轉生他患，漫無寧宇。此八難也。

昌粗陳病槩，明告八難，良工苦心，此道庶幾可明可行矣。然鹵莽拘執之輩，用法必無成功；愚昧鮮識之人，服藥必生疑畏。謹合陰病論諸証，明晳具眼，懇祈互相闡發，俾卒病之旨，人人共明，坦然率由，詎非生民之厚幸乎。

丹谿曰中寒者倉卒受寒其病即發而暴蓋中寒之人乘其腠理疎豁一身受邪難分經絡無熱可散溫補自解此胃之太虛不急治去生甚遠法當溫散理中湯甚者加附子其見解超出尋常矣然又曰有卒中天地之寒氣口傷生冷之物有外感無內傷用仲景法若挾內傷補中益氣湯加發散之藥必先用參芪托住正氣可見丹谿宗尚東垣猶在仲景宮牆之外未知其中宗廟百官之富美也

戴元禮曰中寒是身受肅殺之氣口食冰水瓜菓冷物病者必脉沉細手足冷息微身倦雖身熱亦不渴倦言語或遇熱病誤服此藥輕者至重重者至死在脉數者或飲水者煩燥動搖者皆是熱病寒熱二證若水火也不可得而同治誤則殺人學者慎之按元禮國朝名醫中之翹楚也其於中寒畧窺大意未識與肯且不曰以熱病法治之則死反曰熱病用此藥即死殊失主客然二老外更無有言及中寒者昌又推其登壇建幟之功矣

律三條

凡治陰寒暴病忽用清涼藥者百無一活如此死者醫殺之也

凡治暴寒病胸中茫無真見雖用辛熱或以漸投或行監制時不待人倏然而逝醫之罪也

凡醫起一陰病者即可免一劫厄天理人事必至之符也其不能起人卒病而求幸免劫厄自不可得世有藹藹吉人其擇術當何如耶

此論仲景傷寒論陽虛陰盛治法并死證三十一則

太陽經九法　太陰經一法　少陰經七法

少陰死證五法　厥陰經五法　厥陰死證五法

卒病論雖亡傷寒論固存也仲景於傷寒陽微陰盛惡寒之證尚不俟其彰著早用附子乾薑治之并灸之矣況於卒病乎況於卒病彰著之極者乎茲特重加剖繹非但治卒病有據即遇傷寒危證毫髮莫遁耳

仲景治傷寒傳經熱病邪在太陽之初便有用附子

治陽虛九法

其一因誤用發汗藥致汗漏不止者用桂枝湯加附子爲救法㊆其證惡風小便難四肢微急難以屈伸風傷衛之證原惡風加以誤汗則腠理盡開而惡風愈甚小便難者諸陽主氣陽亡於外膀胱之氣化自不行也四肢微急難以屈伸者四肢爲諸陽之本亡陽脫液斯骨屬不利也陽虛之人誤發其汗既可用此方以救其陽未汗之先寧不可用此方以解肌得汗乎仲景於桂枝湯中加人參加附

予不一而足其肯微矣

其一因誤汗致心悸頭眩身瞤動無可奈何者用眞武湯爲救法㊇其證發汗不解仍發熱心下悸頭眩身瞤動振振欲擗地

汗雖出而熱不退則邪未盡而正已大傷況裏虛爲悸上虛爲眩經虛爲瞤身振振搖無往而非亡陽之象所以行眞武把關坐鎮之法也

其一爲發汗不解反惡寒者用芍藥甘草附子湯爲救法㊈其證發汗不解反惡寒者虛故也

未汗而惡寒邪盛而表實已汗而惡寒邪退而表虛陽虛則惡寒宜用附子固矣然既發汗不解可知其熱猶在也熱在而別無他證自是陰虛之熱又當用芍藥以收陰此榮衛兩虛之救法也

其一發汗若下之病仍不解煩躁者用茯苓四逆湯爲救法⑩

誤汗則亡陽而表虛誤下則亡陰而裏虛陰陽俱虛邪獨不解故生煩躁用此湯以救之前一證榮衛兩虛此一證表裏兩虛製方之妙又非表裏一

言可盡蓋煩爲心煩躁爲腎躁故用乾薑附子入腎以解躁茯苓人參入心以解煩也

其一誤下而致脈促胸滿復微惡寒者用桂枝湯去芍藥加附子爲救逆⑪

脈促雖表邪未盡然胸但滿而不結則以誤下而損其胸中之陽也加以微惡寒則并腎中之眞陽亦損而濁陰用事矣故去芍藥之陰加附子以回陽也

其一下之後復發汗脈沉微身無大熱者用乾薑附

子湯爲救法⑪其證晝日煩躁不得眠夜而安靜不嘔不渴無表證脈沉微身無大熱

此證前一條云下之後復發汗必振寒脈微細所以然者以內外俱虛故也誤汗亡陽誤下亡陰故云內外俱虛然不出方以用附子回陽人參益陰已有成法不必贅也此復教人以精微之蘊見亡陽一證較亡陰倍多然陽用事於晝者也熱煩躁擾不得眠見於晝者若此陰用事於夜者也安靜不嘔不渴見於夜者若彼豈附子人參陰陽兩平

之可施乎必乾薑附子偏於辛熱適足回其陽以協於偏勝之陰也

其一風濕兩邪搏聚一家用甘草附子湯分解之法（三）

其證骨節煩疼掣痛不得屈伸近之則痛劇汗出短氣小便不利惡風不欲去衣或身微腫

風則上先受之濕則下先受之逮至兩相搏聚注經絡流關節滲骨體軀殼之間無處不到則無處不痛也於中短氣一證乃汗多亡陽陽氣大傷之徵故用甘草附子白朮桂枝爲劑以復陽而分解

外內之邪也。又寒傷榮而無汗之證，用桂枝附子湯，即本方去朮加薑棗之制也。其寒傷榮無汗而大便鞕小便自利者，知其邪不在表，則本方去桂枝，仍用朮，藉其益土燥濕之用也。三方原三法，今併爲二，見治風濕相搏，不出以回陽爲急務耳。

其一心下痞而惡寒汗出，用附子瀉心湯，復陽瀉痞，兼而行之之法。（西）

瀉心湯有五：曰甘草、曰半夏、曰生薑、曰黃連、曰附子。以惡寒汗出陽虛之證，較陰痞更急，故用麻沸

湯漬去滓之藥而侵入濃煎之附子汁雖白一與兩得其所重從可識矣

其一誤用陽旦湯致逆用四逆湯救逆一法⑮

陽旦湯者桂枝湯加黃芩之制也其人陽氣素衰者雖當夏月陽外陰內桂枝湯中可加附子不可加黃芩所以其人得湯便厥也若重發汗或燒鍼者誤上加誤非四逆湯不能回其陽矣

陽明少陽二經絕無用附子法惟太陽一經獨有不得不用之證蓋太陽膀胱爲腎之府腎中陽虛

陰盛勢必傳出於府以致纔見脈微惡寒漏汗惡風心悸頭眩肉瞤筋惕躁擾等證縱是傳經熱病不得不用薑附以消陰復陽也而暴病不繇傳經發熱卒然而至尚何等待而不用附子乾薑乎

太陰經一法

傷寒傳太陰經有自利不渴一證乃其人平素濕土之藏有寒也故用四逆湯爲溫土之法（主）

太陰濕土之藏有寒不用理中而用四逆者此亦可見仲景之精義蓋水土同出一源冬月水暖則

土亦暖夏月水寒則土亦寒所以土寒即陰內陽外非細故也用四逆以溫土抑何神耶

少陰經七法

少陰病得之一二日口中和其背惡寒者用灸及附子湯外內協攻之法㊄

口中和而不燥不渴其無裏證可知況背爲督脈統督諸陽上行之地他處不寒獨覺背間寒者其爲陽虛而陰邪上湊又可知故外灸內溫兩法並施必求陰消陽復而後已也不知者謂傷寒纔一

二日外證且輕何反張皇若此詎識仲景正以一二日即顯陽虛陰盛之證蚤從暴病施治所謂見微知著也若待至三四日勢必極盛難返不可救藥矣況於三四日以後其非暴病明矣又何用張皇也哉

少陰病得之二三日麻黃附子甘草湯微發汗以二三日無裏證故用微發汗之法㊆

得病纔二三日無吐利躁煩嘔渴裏證其當從外解無疑然少陰絕無發汗之法汗之必至亡陽惟

此二證其外發熱無汗其內不吐利躁煩嘔渴乃可溫經散寒取其微似之汗此義甚微在大陽經但有桂枝加附子之法並無麻黃加附子之法蓋太陽病無脈微惡寒之證即不當用附子及見脈微惡寒吐利躁煩等證亡陽已在頃刻又不當用麻黃即此推之凡治暴病而用麻黃者其殺人不轉睫矣

少陰病身體痛手足寒骨節痛脈沉者有用附子湯一法㊅

一身骨節俱痛者傷寒太陽經病也若手足寒而脈沉則腎中真陽之虛審矣可見身體骨節之痛皆陽虛所致而與外感不相涉矣故用附子湯以助陽而勝腎寒斯骨屬之痛盡除也若以其痛為外感之痛寧不殺人乎

少陰下利脈微者有用白通湯一法（六）

利不止厥逆無脈乾嘔煩者有白通加猪膽汁一法服湯脈暴出者死微續者生（九）

少陰下利其人腎藏虛寒邪盛也脈微者與白通

湯驅寒助陽斯利止脈健矣服之利不止轉至無脈嘔煩有加此因以熱藥治寒寒甚而格藥不入徒增其逆亂之勢也加猪膽汁爲鄉導斯藥入而寒不爲拒陽可回脈可出矣然脈必微續乃生暴出反死甚哉虛陽之易出難回也

少陰下利有水氣或咳或嘔者有用真武湯加減法（八）

陰寒甚而水泛濫由陽虛不能攝水復不能生土以制水以致腹痛小便不利四肢沉重疼痛自下利或小便亦利或咳或嘔水性泛濫則無所不之

也因其見證不一故有加減法餘見尚論篇

少陰下利裏寒外熱手足厥逆脈微欲絶有用白通

四逆湯加減一法（千）面色赤者加葱九莖腹中痛者

去葱加芍藥二兩嘔者加生薑二兩咽痛者去芍藥

加桔梗一兩利止脈不出者去桔梗加人參二兩

少陰死證五條

少陰病惡寒身踡而利手足逆冷者不治

陰盛無陽也

少陰病下利止而頭眩時時自冒者死

陽回利止則生若利止更加眩冒則其止也乃陰已先亡故陽無依附浮越於上而神氣散亂時時自冒也

少陰病四逆惡寒而身踡脈不至不煩而躁者死又脈不至陽已先絶不煩而躁孤陰頃刻自盡矣

少陰病六七日息高者死

息高則真陽上越其下無根緜緜若存之地神機化滅故主死也

少陰病脈微沉細但欲臥汗出不煩自欲吐至五六

日自利復煩躁不得臥寐者死

傷寒忌見陰脈故仲景謂少陰病脈沉者急温之今脈之微沉細具見外證嗜臥汗出不煩陽不為用矣自欲吐陰邪上干矣更加自利則藏氣必至盡絕矣况始先不煩今更煩躁始先欲寐今更不得臥寐所存一綫之陽擾亂若此可復收乎

厥陰經五法

病者手足厥冷言我不結胸少腹滿按之痛者此冷結在膀胱關元一法

陽邪當結於陽，不結胸則陽虛可知；陰邪當結於陰，冷結在膀胱關元則陰盛可知。

傷寒脈促，手足厥逆者，有灸之之法。

脉見躁促，陽氣内陷，急遽不舒之狀也。加以手足厥逆，陽微陰盛，必懼滅頂之凶，故當灸之以通其陽也。

太汗出，熱不去，内拘急，四肢疼，又下利厥逆而惡寒，用四逆湯一法。圭

太汗出而邪不除，陽則反虛矣。内拘急，四肢疼，下

利厥逆惡寒則陽之虛者已造於亡而陰之盛者尚未有極故用四逆湯以勝陰復陽也

下利清穀裏寒外熱汗出而厥者用通脈四逆湯法

下利裏寒加以外熱是有裏復有表也然在陽虛之人雖有表證其汗仍出其手足必厥纔用表藥立至亡陽不用表藥終是外邪不服故於四逆湯中加葱爲治絲絲必貫爲萬世法程

嘔而脈弱小便復利身有微熱見厥者難治用四逆湯一法

嘔與微熱似有表也脈弱則表邪必不盛小便利則裏邪必不盛可見其嘔爲陰邪上干之嘔熱爲陽氣外散之熱見厥則陽遭陰掩其勢駸危非用四逆湯莫可救藥矣難治二字回互上條多少叮嚀見嘔而微熱與裏寒外熱毫釐千里用四逆湯即不可加意以速其陽之飛越學者可不深研乎

厥陰死證四條

傷寒六七日脈微手足厥冷煩躁灸厥陰厥不還者死

灸所以通陽也厥不還則陽不回可知矣

傷寒發熱下利厥逆躁不得卧者死。

腎主躁躁不得卧腎中陽氣越絶之象也。

發熱而厥七日下利者爲難治

先熱後厥病邪已爲加進其厥復至七日之久所望者陽回厥返耳若更加下利是其虚寒深錮陽回無回馭之機陰亦有立盡之勢故難治也

傷寒六七日不利便發熱而利其人汗出不止者死。

有陰無陽故也

發熱而利裏虚而外邪内入也故曰有陰汗出不

止表虛而內陽外出也故曰無陽再按少陰腎中內藏眞陽其死證舍眞陽外亡則無他故矣乃厥陰之死證亦因厥逆不返下利不止致腎臟眞陽久出不返乃成死候然則腎臟之眞陽豈非生身立命之根乎觀此而卒病論之旨全現全彰矣

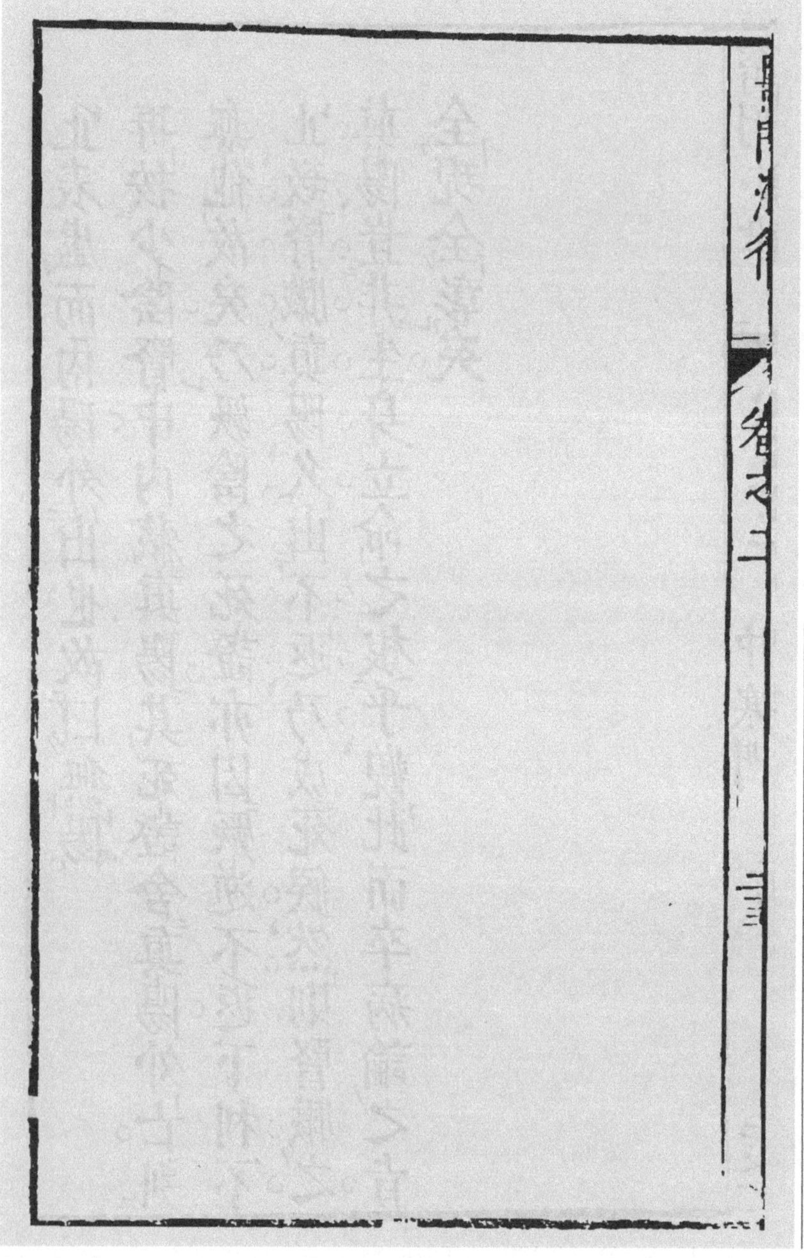

比類金匱水寒五則

仲景卒病論既亡、昌於卒暴中寒證、歸重少陰腎藏之真陽惟真陽衰微不振外寒始得卒然中之著陰病論暢發其義矣透此一關於以讀仲景之書無往非會心之妙如金匱水氣病證治條下泛而觀之以爲論水而已初不解其所揩也詳而味之乃知水雖有陰陽之分要皆陰象要皆少陰腎所專司少陰之真陽蟠盛屹然不露則水皆內附而與腎氣同其收藏無水患之可言也必腎中眞陽虧損然後其水得以氾濫於週身而心火受其湮鬱脾土受其漂沒其勢駸駸滔天莫返矣故特發金匱奧義數則於左以明治之一斑

金匱五水之分曰風水曰皮水曰正水曰石水曰黃汗其風水皮水黃汗雖關於腎屬在陽分至於正水石水則陰分之水一切治陽水之法所不得施之者矣正水其脈沉遲外證自喘北方壬癸自病故脈見沉遲腎藏水肺生水子病累母標本俱病

故外證自喘。內經曰、腎者胃之關。關門不利、故聚水成病。上下溢於皮膚、跗腫腹大、上爲喘呼、不得臥。金匱正水之名、蓋本諸此。石水、其脈自沉、外證腹滿不喘。此因腎氣并於水而不動、故脈沉。水蓄膀胱之內胞、但少腹滿硬、氣不上干於肺、故不喘。內經曰、陰陽結斜、陰多陽少、名曰石水。又曰、腎肝并沉爲石水。以肝腎兩藏之氣、皆得貫入胞中故也。而巢氏病源、又謂石水者、引兩脇下脹痛、或上至胃脘則死。其說果何所據耶。蓋石水既關肝腎二藏然則腎多即下結而難上肝多則挾木勢上犯胃界亦勢有必至耳　葉永言少腹有瘕卽石水之證偶因感發痛楚叫喊醫不察誤以柴胡藥動其肝氣且微下之嘔血如汚泥而死巢氏所指殆此類矣　門人問治葉永言病施何法則愈荅曰經言先痛而後病者治其本當先溫其疝瘕用附子肉桂勝其寒救其陽止其痛後治其感可也醫不知此而用小柴胡湯不應見其大便不通用導法不應又微下之詎知濁陰上逆必用溫藥陰

斂迺通設行寒下則重陰沍寒助其橫發賊濁之物傾囊倒上貫胸出口所不免矣仲景既有動氣在下不可汗下之戒又謂趺陽脈當伏今反緊本自有寒疝瘕腹中痛醫反下之下之即胸滿短氣蚤見及此蓋不溫其疝瘕反用寒下虛其胸中之陽則陽不布化陰得上干迺至胸滿短氣賊濁一齊上湧而死也即是推之凡有疝瘕腹痛之證重受外寒其當溫經救陽允爲定法矣本卷後採仲景治寒疝用烏頭煎方可參閱

金匱云少陰脈緊而沉緊則爲痛沉則爲水小便即難脈得諸沉當責有水身體腫重水病脈出者死

此論少陰病水之脈出見浮大則主死然風水皮水其脈皆浮妊婦病水其脈亦浮不在此例也夫少陰者至陰也於時主冬沉脈見者水象與經氣皆所當然故其脈反出即是少陰經氣不得藏而外絶必主死矣究竟所謂脈出主死者非但以其浮也惟沉之而無脈然後浮之而主死耳

金匱云寸口脈沉而遲沉則爲水遲則爲寒寒水相

搏趺陽脈伏水穀不化脾氣衰則鶩溏胃氣衰則身腫少陽脈卑少陰脈細男子則小便不利婦人則經水不通經爲血血不利則爲水名曰血分

寸口脈沉爲水遲爲寒水與寒皆非外入之邪乃由脾胃與衝脈二海合病所致蓋胃海水穀之陽不布則五陽虛竭故生寒衝脈血海之陰不生化則羣陰內結故生水水寒相搏於二海故十二經脈所禀水寒之狀應見於寸口也趺陽脾胃之脈隱伏難於推尋其人必水穀不化脾氣衰則清濁

不分於裏而鶩溏胃氣衰則陽氣不行於表而身腫兩有必至者衝脈爲血之海屬右腎之藏三焦是其府男子以之藏精女子以之繫胞同一源也然在女則陰血海多主病在男則陽三焦多主病其流各有不同焉且衝脈無可診也男子診其少陽脈畢知爲三焦氣不化而小便不利婦人診其少陰脈細知爲血海受病而經水不通是則男子之水由於氣不化女子之水由於血不通誠一定之理矣然而男子亦有病血者女子亦有病氣者

仲景方中氣病多有兼血藥者血病多有兼氣藥者蓋必達權通變然後可造精微之域耳

金匱擧治水寒次第之法設爲問荅問曰病者苦水面自身體四肢皆腫小便不利脉之不言水反言胸中痛氣上冲咽狀如炙肉當微咳喘審如師言其脉何類師曰寸口脉沉而緊沉爲水緊爲寒沉緊相搏結在關元始時當微年盛不覺陽衰之後榮衛相干陽損陰盛結寒微動腎氣上衝咽喉塞噎脇下急痛醫以爲留飲而大下之氣擊不去其病不除重復吐

之胃家虛煩，咽燥欲飲水，小便不利，水穀不化，面目手足浮腫，又與葶藶丸下水，當時如小差，食飲過度，腫復如前，胸脇苦痛，象若奔豚，其水揚溢，則浮咳喘逆。當先攻擊冲氣令止，乃治咳，咳止其喘自差。先治新病，病當在後。

脈沉爲水，脈緊爲寒，爲痛，水寒屬於腎。足少陰之脈，自腎上貫肝膈，入肺中，循喉嚨；其支者，從肺出絡心，注胸中。凡腎氣上逆，必衝脈與之並行，隨脈所過，與正氣相冲擊，遂成以上諸病。陽衰之後，結寒之邪發而上冲醫不治其冲氣妄吐下之遂損其腐熟水穀傳化津液之胃於是渴而飲水小便不利至積水四射冲氣乘虛愈擊尚可漫然治其水乎故必先治冲氣之本冲氣止腎氣平則諸證自差未差者各隨所宜補陽瀉陰行水實胃疏通關元之積寒久痺可也立一法而前後次第了然無志學者可不知所宗乎

師曰寸口脈遲而濇遲則爲寒濇則爲血不足趺陽脈微而遲微則爲氣遲則爲寒寒氣不足則手足逆

於手足逆冷則榮衛不利榮衛不利則腹滿腸鳴相逐氣轉膀胱榮衛俱勞陽氣不通即身冷陰氣不通即骨疼陽前通則惡寒陰前通即痺不仁陰陽相得其氣乃行大氣一轉其氣乃散實則失氣虛則遺尿名曰氣分㉑桂枝去芍藥加麻辛附子湯論見本方下

寸口以候榮衛趺陽以候脾胃脾胃虛寒則手足不得稟水穀氣日以益衰故逆冷也逆冷之氣入積於中而不瀉則內之溫氣去寒獨留故腹滿也脾之募在季肋章門寒氣入於募正當少陽經脈

之所過少陽之府三焦也既不能行升發之氣於上焦必乃引其在腹與入募之寒相逐入於膀胱留積不去榮衛愈益不通腹滿胡踈而散耶有時陽雖前通然孤陽獨至衛氣終不充於腠理故惡寒陰雖前通然孤陰獨至終不溫分肉故痺而不仁必陰陽二氣兩相協和榮衛通行無礙而膻中之宗氣始轉宗氣一轉則離照當空濁陰之氣自從下焦二陰之竅而散薾其散分虛實兩途氣實則從後陰喧吹而出氣虛則從前陰淋滴而出是

則寒氣之聚散總關於溫氣之去存故名之曰氣分也此等筆頭進步之言讀其書者明飲上池而不知其味豈非腥穢汩之耶

比類金匱胃寒四則

反胃一證。金匱無顯條。但於嘔吐篇中發與義四段。其脈其證。皆主陽氣衰微立說。但隱而不露。今特發明。彙入中寒門後。以見人身陽氣所關之重。又見胸中陽氣。與腎中真陽差等不同。而治寒病之機。了然心目矣。

問曰。病人脈數。數為熱。當消穀引飲。而反吐者。何也。

師曰。以發其汗。令陽微。膈氣虛。脈乃數。數為客熱。不能消穀。胃中虛冷故也。脈弦者。虛也。胃氣無餘。朝食

暮吐變爲胃反寒在於上醫反下之令脈反弦故名曰虚、

此條仲景形容脈證之變態最爲微妙凡脈陽盛則數陰盛則遲其人陽氣既微何得脈反數脈既數何得胃反冷此不可不求其故也蓋脈之數由於誤用辛溫發散而遺其客熱胃之冷由於陽氣不足而生其內寒醫不達權通變見其脈數反以寒劑瀉其無過致上下之陽俱損其脈遂從陰而變爲弦上之陽不足日中以前所食亦不消化下

之陽不足日暮已後陽亦不入於陰而糟粕不輸於大小腸從口入者惟有從口出而已故曰胃氣無餘言胃中之陽氣所存無幾所以反胃而朝食暮吐也。

寸口脈微而數微則無氣無氣則榮虛榮虛則血不足血不足則胸中冷。

此條顯論脈理雖不言證隱緯上條反胃之證不重舉耳人身之脈陽法天而健陰法地而翕兩相和合不剛不柔不疾不徐冲和純粹何病之有哉

今微則陽不健運數則陰不靜翕陰陽兩乖其度榮衛不充而胸中冷又不當上條客熱已也夫榮衛之氣出入藏府流布經絡本生於穀復消磨其穀是榮衛非穀不充穀非榮衛不化胸中既冷胃必不能出納其穀證成反胃又何疑乎

趺陽脈浮而濇浮則爲虛濇則傷脾脾傷則不磨食朝食暮吐暮食朝吐宿穀不化名曰胃反脈緊而濇其病難治

脾氣運動則脈不濇胃氣堅固則脈不浮今脈浮

是胃氣虛。不能腐熟水穀。脈濇是脾血傷。不能消磨水穀。所以陽時食入。陰時反出。陰時食入陽時反出。蓋兩虛不相參合。故莫繇轉輸。下入大小腸也。河間謂趺陽脈緊。內燥盛而濕氣衰。故為難治。可見浮脈病成。必變緊脈也。况緊而見濇。其血已亡乎。上脘亡血。膈間乾濇。食不得入。下脘亡血。必并大小腸皆枯。食不得下。故難治也。

嘔而脈弱。小便復利。身有微熱。見厥者難治。四逆湯主之。

嘔則穀氣不資於脈故脈弱弱則陽氣虛不能充於內外下焦虛則小便冷自利上焦虛則濁氣升上逼迫其陽於外外雖假熱內實眞寒證成厥逆所由之陽頃刻決離而不返矣治之誠難也惟四逆一湯勝陰回陽差有可用耳

嘔證而兼厥逆下利乃陰寒之極陽氣衰微可知反胃之嘔乃關格之嘔陰陽兩病殊不與下利厥逆相雜不知金匱緣何重錄傷寒論中厥陰證一條入在反胃一門豈其誤以嘔與反胃爲同證耶

醫學之不明自昔已然可慨也已茲並辨明以見胸中之陽與腎中之陽大不同也胸中之陽如天之有日其關係榮衛納穀之道最爲扼要前三條所云是也葢胸中下連脾胃其陽氣虛者陰血亦必虛但宜用沖和之劑以平調藏府安養榮衛舍純粹以精之藥不可用也腎中之陽如斷鼇立極其關係命根存亡之機尤爲宏鉅後一條所云是也葢腎中內藏真陽其陽外亡者陰氣必極盛惟從事剛猛之劑以摧鋒陷陣勝陰復陽非單刀直

入之法。不可行也。如是而讀此四章。庶幾用法之權衡因詳編而愈益明矣。

## 中寒色脈六則

中寒之色必見青者以青乃肝之色也故仲景云鼻頭色青腹中痛苦冷者死謂厥陰挾少陰腎水爲寒寒極則陽亡陽亡則死耳

唇口青身冷爲入藏即死

五藏治內屬陰主藏精宅神血氣併寒邪而入諸寒之藏眞之精氣不行神機化滅升降出入之道皆絕榮絕則唇口青靈樞曰足厥陰氣絕則唇青肝藏血氣絕則榮絕可知

脉脱入藏即死入府即愈。

脱者去也經脉乃藏府之隧道為寒氣所逼故經氣脱去其脉而入於内之藏即死入於内之府即愈也

經曰血氣并走於上則為大厥暴死。

上者膻中三焦之府也又不盡指入藏言矣又如邪客五絡狀若尸厥者以逼血脉為治此但於頭面絡脉所過逼其血脉則愈又不盡指入府言矣可見脉脱入藏入府者脉之徵也血氣走痺於上

者證之徵也。參互者訂，然後其死其愈可得評耳。

中寒脈散者死。

脈脫內入。脈散外出。內入猶有藏府之分，外出則與陽俱亡而不返矣。

尺脈遲滯沉細，寒在下焦。

温經散寒，其人可愈。

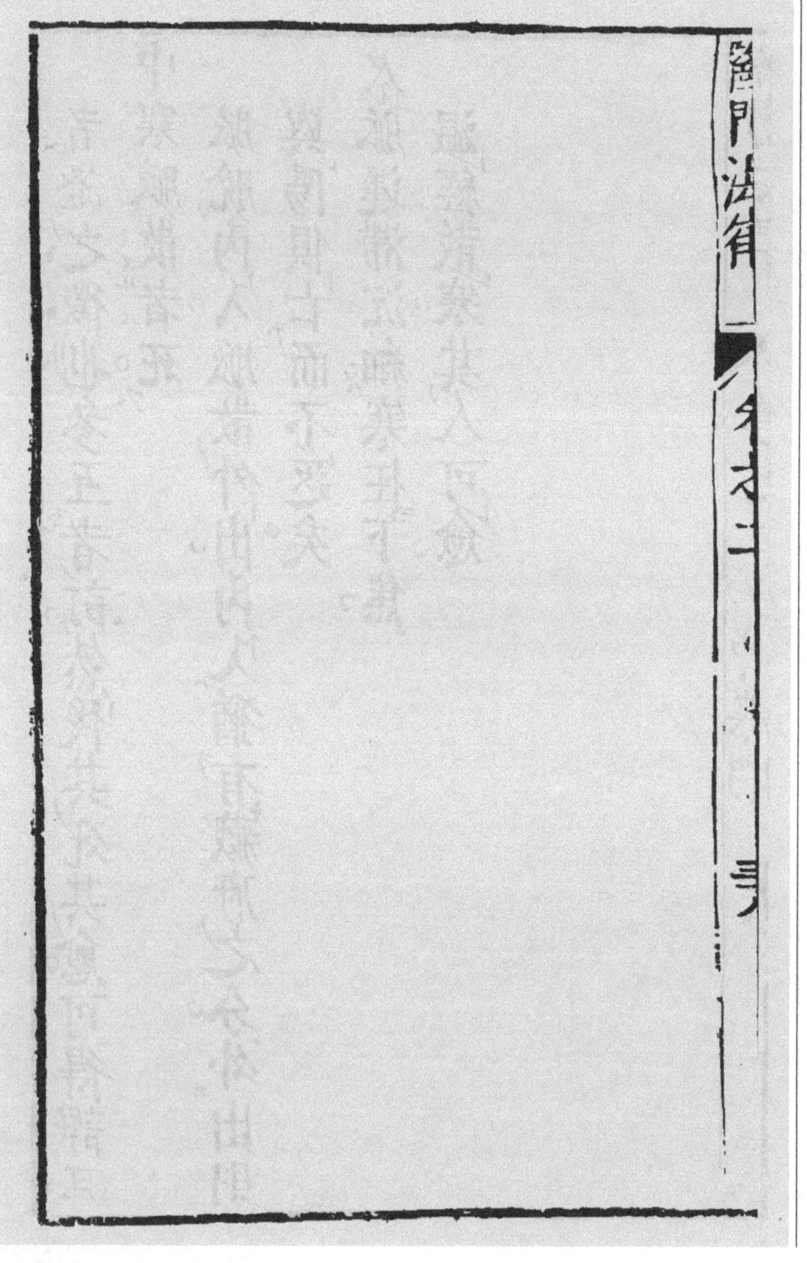

比類金匱胸腹寒痛十七則

寒痛多見於身之前。以身之背爲陽。身之前爲陰也。而身之前。又多見於腹。以胸爲陰之陽。腹爲陰之陰也。仲景論心胸之痛屬寒證者。十之二三。論腰腹之痛屬寒證者。十之七八。亦何煥然明矣。茲舉內經金匱之奧相與繹之。

經曰眞心痛者。寒邪傷其君也。手足青至節。甚則旦發夕死。夕發旦死。

心爲神明之藏。重重包裹。百骸衛護。千邪萬惡莫之敢干必自撤其藩神明不守寒邪乃得傷犯其用勝寒峻猛之劑僭遏在所不免昌嘗思之必太劑甘草人參中少加薑附豆蔻以溫之俾邪去而藥亦不存迺足貫耳若無大力者監之其敢以暴易暴乎

鍼經云足太陰之脈其支者復從胃別上注心中是動則病舌根脹食則嘔胃脘痛腹脹善噫心中急痛此以脾病四迄之邪連及於心其勢分而差緩不若真心痛之卒死矣即太陰推之足少陰厥陰絡

邪皆可犯心惟陽虛陰厥斯舟中皆敵國矣

厥心痛乃中寒發厥而心痛寒逆心胞去眞心痛一間耳手足逆而通身冷汗出便溺清利不渴氣微力弱亦主旦發夕死急以朮附湯溫之（廿）

諸經心痛心與背相引心痛徹背背痛徹心宜亟溫其經諸府心痛難以俯仰小腹上衝卒不知人嘔吐泄瀉其勢甚銳宜亟溫其府至藏邪乘心而痛不可救藥者多宜亟溫其心胞并注邪別脈經絡藏府淺深歷然乃可圖功

心痛者脈必伏以心主脈不勝其痛脈自伏也不可因其脈伏神亂駭爲心虛而用地黃白朮補之益邪得溫藥則散加泥藥即不散不可不慎之也溫散之後可陰陽平補之

金匱論胸痺心痛之脈當取太過不及陽微陰弦以太過之陰乘不及之陽卽胸痺心痛然總因陽虛故陰得乘之陽本親上陽虛知邪中上焦設陰脈不弦則陽雖虛而陰不上干惟陰脈弦故邪氣厥逆而上此與濁氣在上則生䐜脹同一病源也胸

痺有微甚不同微者但通其上焦不足之陽甚者必驅其下焦厥逆之陰通胸中之陽以薤白白酒或括蔞半夏桂枝枳實厚朴乾薑白朮人參甘草茯苓杏仁橘皮擇用對病三四味即成一方不但苦寒不入即清涼盡屏葢以陽通陽陰分之藥所以不得預也甚者則用附子烏頭蜀椒大辛熱以驅下焦之陰而復上焦之陽發明三方於左臨病之工宜取則焉

金匱又錯出一證云病人胸中似喘不喘似嘔不嘔

似噦不噦憒憒然無奈者生薑半夏湯主之此即胸痺一門之證故用方亦與胸痺無別必編者之差誤今併論於此蓋陽受氣於胸陰乘陽位阻其陽氣布息呼吸往來之道若喘若嘔若噦實又不然但覺憒亂無可奈何故用半夏生薑之辛溫以燥飲散寒患斯愈也緣陰氣上逆必與胸中之飲結爲一家兩解其邪則陽得以布氣得以調而胸際始曠也其用橘皮生薑及加竹茹人參皆此例也

發明金匱心痛徹背背痛徹心用烏頭赤石脂丸（廿六）

心痛徹背背痛徹心乃陰寒之氣厥逆而上干者橫格於胸背經脈之間牽連痛楚亂其氣血紊其疆界此而用氣分諸藥則轉益其痛勢必危殆仲景用蜀椒烏頭一派辛辣以溫散其陰邪然恐胸背既亂之氣難安而即於溫藥隊中取用乾薑之泥赤石脂之澀以填塞厥氣所橫衝之新隧俾胸之氣自行於胸背之氣自行於背各不相犯其患廼除此煉石補天之精義也今人知有溫氣補氣

行氣散氣諸法矣亦知有堵塞邪氣攻衝之竇令胸背陰陽二氣並行不悖者哉

發明金匱胸痹緩急用薏苡仁附子散（書）

胸中與太空相似天日照臨之所而膻中之宗氣又賴以苞舉一身之氣者也今胸中之陽痺而不舒其經脈所過非緩即急失其常度總因陽氣不運故致然也用薏苡仁以舒其經脈用附子以復其胸中之陽則宗氣大轉陰濁不留胸際曠若太空所謂化日舒長曾何緩急之有哉

發明金匱九痛丸（七）

仲景於胸痺證後附九痛丸治九種心痛以其久着之邪不同暴病故藥則加峻而湯改爲丸取緩攻不取急蕩也九種心痛乃久客之劇證即腎水乘心腳氣攻心之別名也痛久血瘀陰邪團結溫散藥中加生狼牙巴豆吳茱萸驅之使從陰竅而出以其邪據胸中結成堅壘非搗其巢邪終不去耳合三方以觀仲景用意之微而腎中之真陽有之則生無之則死其所重不可識耶

金匱云趺陽脉微弦法當腹滿不滿者必便難兩胠疼痛此虛寒從下上也當以溫藥服之

趺陽脾胃之脉而見微弦爲厥陰肝木所侵侮其陰氣横聚於腹法當脹滿有加設其不滿陰邪必轉攻而上決無輕散之理蓋陰邪既聚不温必不散陰邪不散其陰寒必不通故知其便必難勢必逆攻兩胠而致疼痛較腹滿更進一步也虛寒之氣從下而上繇腹而胠纔見一斑亟以溫藥服之俾陰氣仍從陰竅走散而不至上攻則善矣

仲景所謂此虛寒自下上也當以溫藥服之○苞舉陰病證治了無剩義益虛寒從下上正地氣加天之始用溫則上者下聚者散直捷痛快一言而終故卒病論雖亡其可意會者未嘗不宛在也

金匱云病者腹滿按之不痛爲虛

腹滿時減復如故此爲寒當與溫藥

中寒其人下利以裏虛也

裏虛下利即當溫補藏氣防其竭絕

病者痿黃躁而不渴胸中寒實而利不止者死

痿黃乃中州土敗之象，躁而不渴乃陰盛陽微之象，胸中寒實乃堅冰凝沍之象。加以下利不止，此時即極力溫之，無能濟矣。蓋堅在胸而瘕在腹，堅處拒藥不納，勢必轉趨其瘕而奔迫無度，徒促其藏氣之絕耳。孰謂虛寒下利，可不乘其胸中陽氣未漓，陰寒未實，蚤為溫之也乎。

發明金匱腹中寒氣，雷鳴切痛，胸脇逆滿，嘔吐，用附子粳米湯（九）

腹中陰寒奔迫，上攻胸脇，以及於胃而增嘔逆，頃

之胃氣空虛邪無所隔徹入陽位則殆矣是其除
患之機所重全在胃氣乘其邪初犯胃尚自能食
而用附子粳米之法溫飽其胃胃氣溫飽則土厚
而邪難上越胸脇逆滿之濁陰得溫無敢留戀必
還從下竅而出曠然無餘此持危扶顛之手眼也
發明金匱腹痛脈弦而緊弦則衛氣不行卽惡寒緊
則不欲食邪正相搏卽爲寒疝寒疝繞臍痛若發則
自汗出手足厥冷其脈沉弦者用大烏頭煎（主）
繇內經心疝之名推之凡腹中結痛之處皆可言

疝不獨睾丸間爲疝矣然寒疝繞腹痛其脉陽弦陰緊陽弦故衛氣不行而惡寒陰緊故胃中寒盛不殺穀邪即胃中之陰邪正即胃中之陽氣也論胃中水穀之精氣與水穀之悍氣皆正氣也今寒入榮中與衛相搏則榮即爲邪衛即爲正矣繞臍腹痛自汗出手足厥冷陽微陰盛其候危矣故用烏頭之温合蜜之甘入胃以建其中而緩其勢俾衛中陽旺榮中之邪自不能留亦不使虚寒自下上之微旨也

此類金匱虛寒下利六則

內經曰：下利發熱者死。此論其常也。仲景曰：下利手足不逆冷，反發熱者不死。此論其暴也。蓋暴病有陽則生，無陽則死。故虛寒下利，手足不逆冷，反發熱者，或其人藏中真陽未漓，或得溫補藥後，其陽隨返，皆是美徵。此但可收拾其陽，協和其陰。若慮其發熱，反如常法，行清解之藥，鮮有不殺人者矣。

仲景曰：下利手足厥冷，無脈者，灸之不溫，若脈不還，反微喘者死。

手之三陽起於手足之三陽起於足故手足為諸陽之本而脈又為氣血之先平人氣動其息血充其形出陽入陰互為其根若陰寒極盛則陽氣不布於經脈五液不行聚而下利其脈則無其手足則冷去生遠矣此時藥不能及姑灸之以艾試其人陽氣之存否若微陽未絕得艾氣之接引重布經脈手足轉溫隨用溫經回陽藥以繼之若無根之陽反從艾火逆奔為喘則陽從上脫不復返矣吁嗟萬物觸陽舒之煖而生觸陰慘之寒而殺故

人戕賊其陽猶或誘爲不知醫操活人之術乃戕賊夫人之陽以促人之亡者豈亦誘之不知耶

仲景又曰下利有微熱而渴脉弱者今自愈

上條冒會仲景意云灸後手足轉温隨用温經回陽藥以繼之今觀此條不藥自愈之證其奧妙愈推愈廣益重緯下利脉沉弦者下重脉大者爲未止脉微弱數者爲欲自止雖發熱不死之文而致其精耳彼脉微弱而數利欲自止但得不死耳病未除也此獨言脉弱乃陰退陽復在表作微熱在

裏作微渴表裏之間微有不和不治自愈治之必反不愈矣仲景凡繁緊叮嚀處俱金鍼未度今僭明之蓋外感證在表則發熱在裏則作渴不但微熱不可盡去即作渴亦有不同如少陰病五六日自利而渴其小便白者則不爲裏熱而爲腎虛引水自救設以裏熱之渴治之寧不殺人乎昌故會仲景意云不治自愈治之必反不愈謂夫慮周千變之醫世難輕覯耳

仲景又云下利脈數而渴者今自愈設不差必清膿

血以有熱故也。

此一條病機不但治傷寒病爲扼要，卽治陰病最宜消息。蓋下利而本之陽虛陰盛，得至脈數而渴，是始焉陰盛，今則陽復矣，故自愈也。設不愈，則不但陽復，必其陽轉勝夫陰而圊膿血也。五運六氣有勝必有復，內經謂無贊其復，是謂至治。可見復則必有過甚之害。夫既復矣，而更贊之，欲何求耶。治陰病者，其陽已復而重贊之，寧不亢而有悔哉。

仲景又云：下利脈沉而遲，其人面少赤，身有微熱，下利清穀者、必鬱冒汗出而解。病人必微熱。所以然者、其面戴陽、下虛故也。

太陽陽明併病、面色緣緣正赤者、爲陽氣拂鬱在表、宜解其表。此之下利脈沉遲、而面見小赤、身見微熱、乃陰寒格陽於外、則身微熱。格陽於上、則面小赤。仲景以爲下虛者、謂下無其陽、而反在外在上、故云虛也。虛陽至於外越上出、危候已彰。或其人陽尚有根、或服溫藥以勝陰助陽、陽得復返、而與陰爭、差可恃以無恐。蓋陽返雖陰不能格、然陰

尚盛。亦未肯降必鬱冒少頃然後陽勝而陰出爲
汗。陰出爲汗邪從外解自不下利矣鬱冒汗出儼
有龍戰於野其血玄黄之象陽入陰出從危轉安
其機之可畏尚若此誰謂陰邪可聽其盛耶
仲景又云下利後脉絶手足厥冷晬時脉還手足温
者生脉不還者死
脉絶不惟無其陽亦無其陰陽氣破散豈得陰氣
不消亡乎晬時脉還乃脉之伏者復出耳脉豈有
一息之不續耶仲景用灸法正所以通陽氣而觀

其脈之絕與伏耳。故其方卽名通脈四逆湯。服後利止而脈仍不出。是藥已大應。其非脈絕可知。又加人參以補其亡血。斯脈自出矣。成法昺在。宜究心焉。

醫門法律卷之二終

中寒門諸方卷之二

㈠附薑白通湯　治暴卒中寒，厥逆嘔吐，瀉利色青，氣冷，肌膚凜慄，無汗，盛陰沒陽之證。

附子炮去皮臍　乾薑炮，各五錢　葱白汁五莖取　猪膽大者半枚

右用水二大盞，煎附薑二味至一盞，入葱汁，并猪膽汁和勻，温服，再用葱一大握，以帶輕束，切去兩頭，留白二寸許，以一面熨熱，安臍上，用熨斗盛炭火熨葱白上面，取其熱氣從臍入腹，甚者連熨二三餅，又甚者再用艾炷

灸關元氣海各二三十壯内外協攻務在一時之内令得陰散陽回身温不冷次用第三方

㈡附薑湯　治卒暴中寒其人腠理素虛自汗淋漓身冷手足厥逆或外顯假熱躁煩乃陰盛於內逼其陽亡於外即前方不用葱白也

附子炮去皮臍　乾薑炮各五錢

右用水二大盞煎至一盞略加猪膽汁一蛤蜊殼侵和温冷服不用葱鬚及艾灼

（三）附薑歸桂湯　治暴病用附薑湯後第二服隨用此方繼之因附薑顓主回陽而其所中寒邪先傷榮血故加歸桂驅榮分之寒纔得藥病相當也

附子炮去皮臍　乾薑炮　當歸　肉桂各二錢五分

右用水二大盞煎至一盞入蜜一蛤蜊殼溫服

（四）附薑歸桂參甘湯　治陽氣將回陰寒少殺略有端緒第三服卽用此方

附子炮去皮臍　乾薑炮　當歸　肉桂各一錢五分

人參　甘草炙各二錢

右用水二大盞煨薑三片大棗二枚自汗不用煨薑煎至一盞入蜜三蛤蜊壳溫服

㊄辛溫平補湯　治暴中寒證服前三方後其陽已回身溫色活手足不冷吐利漸除第四方即用此平調藏府榮衛俾不致有藥偏之害

附子炮去皮臍　乾薑炮各五分　當歸一錢　肉桂五分

人參　甘草炙　黃芪蜜炙　白朮土炒

白芍酒炒各一錢　五味子十二粒

右用水二大盞煨薑三片大棗二枚劈煎至一盞加蜜五蛤蜊殼溫服

⑥甘寒補氣湯　治中寒服藥後諸證盡除但經絡間微有窒塞辛溫藥服之不能通快者第五方用甘平助氣藥緩緩調之

人參一錢　麥冬一錢　黃芪蜜炙一錢二分　白芍酒炒一錢

甘草炙七分　生地黃二錢　牡丹皮八分　淡竹葉鮮者取汁少許更妙乾者用七分

右用水二大盞煎至一盞加梨汁少許熱服

無梨汁，用竹瀝可代。

六方次第，昌所自訂者也。然仲景卒病方論無傳，難以徵信，再取傷寒論并金匱治虛寒諸方，發明為例，見治熱病雜病之虛寒者用藥且若此，而治暴病之說，可深信不疑矣。更取諸家方治，評定得失，大意以昭法戒。傷寒十四方，金匱十二方，評定通用成方十則共得四十二方。

⑦桂枝湯加附子方　治傷寒發汗過多，汗漏不止。

惡風。小便難。四肢微急。亡陽之證。方論俱見本集前。

桂枝三錢　芍藥三錢酒炒　甘草二錢炙　附子炮去皮臍三錢

煨薑二錢　大棗二錢劈

右用水二大盞煎至一盞溫服

按漏汗亡陽之證。煨薑辛散。酌用一錢可也。

（八）真武湯　治太陽誤汗不解。悸眩瞤振。亡陽之證。

又治少陰腹痛下利有水氣之證。

茯苓三兩　芍藥三兩　生薑三兩　白朮二兩

附子一枚炮去皮臍八片

右五味以水八升煑取三升去滓温服七合日三服

若欬者加五味子半升細辛乾薑各一兩

細辛乾薑之辛以散水寒五味之酸以收肺氣而止欬

若小便利者去茯苓

茯苓淡滲而利竅小便既利即防陰津暗竭不當更滲

若下利者去芍藥加乾薑二兩

芍藥收陰而停液非下利之所宜乾薑散寒而煥土土煥則水有制

若嘔者去附子加生薑足成半斤

嘔加生薑宜矣，乃水寒上逆爲嘔，正當用附子者，何以反去之耶？蓋眞武湯除附子外，更無熱藥，乃爲肺胃素有積熱留飲，慣嘔而去之，又法外之法耶？觀後通脈四逆湯，嘔者但加生薑，不去附子，豈不甚明？所以暴病之嘔，即用眞武，尚不相當也。

㈨芍藥甘草附子湯　治傷寒發汗不解，反惡寒，陽虛之證。

芍藥三兩　甘草二兩，炙　附子一枚，炮去皮，破八片

右三味，以水五升，煑取一升五合，温服半升。

㈩茯苓四逆湯　治傷寒汗下屢誤，陰陽兩傷，煩躁之證。

茯苓（六兩）　人參（一兩）　甘草（炙，二兩）　乾薑（一兩）

附子（一枚，生用，去皮，破八片）

右五味，以水五升，煮取三升，去滓，溫服七合，日三服。

⑪桂枝去芍藥加附子湯　治傷寒下之後，脉促，胸滿，微惡寒，陽虛之證。又治風濕相搏之證。

去芍藥加白朮，亦治風濕相搏。

桂枝（三兩，去皮）　甘草（炙，二兩）　附子（炮，一枚）　生薑（切，三兩）

大棗（十二枚，擘）

右五味㕮咀以水七升微火煑取三升去滓適寒温服一升

⑫乾薑附子湯 治傷寒下之後復發汗。晝煩躁。夜安靜。脈沉微陽虛之證。

乾薑一兩 附子一枚去皮生用

右二味以水三升煑取一升去滓頓服

⑬甘草附子湯 治風濕相搏。煩疼掣痛。短氣惡風。陽虛之證。

甘草二兩炙 附子二枚炮去皮 白朮二兩 桂枝四兩去皮

右四味以水六升煑取三升去滓溫服一升日三服初服得微汗則解能食汗止復煩者服五合恐一升多者宜服六七合爲妙

㊉附子瀉心湯　治傷寒心下痞惡寒汗出熱邪既盛眞陽復虛之證金匱有大黃附子湯亦同此意見二十九方

大黃二兩　黃連　黃芩各一兩　附子一枚炮剝皮取汁

右四味切三味以麻沸湯漬之須臾絞去滓內附子汁分溫再服

⑮四逆湯　治三陰經證四肢厥冷虛寒下利急溫其藏之總方

甘草二兩炙　乾薑三兩强人可四兩　附子大者一枚生去皮

右三味以水三升煑取一升二合分溫再服

⑯通脈四逆加減湯　治厥陰下利淸穀裏寒外熱厥逆惡寒脈微欲絕之證即用前四逆湯方

面色赤者加葱九莖　面色赤陽格於上也加葱通陽氣也故名通脈

腹中痛者去葱加芍藥二兩　腹中痛眞陰不足也去葱惡其順陽也加芍藥收陰也

嘔者加生薑二兩

咽痛者去芍藥加桔梗一兩。咽痛陰氣上結也去芍藥惡其斂氣聚陰也加桔梗利咽也

利止脈不出者去桔梗加人參二兩。利止邪欲罷也脈仍不出陽氣未復也脈者氣血之先陽氣未復亦兼陰血不充故加人參補其氣血也去桔梗者惡其上載而不四通也

㊆白通湯　治少陰病但見下利。藏寒陰盛用此以通其陽勝其陰。

蔥白四莖　乾薑一兩　附子一枚生去皮

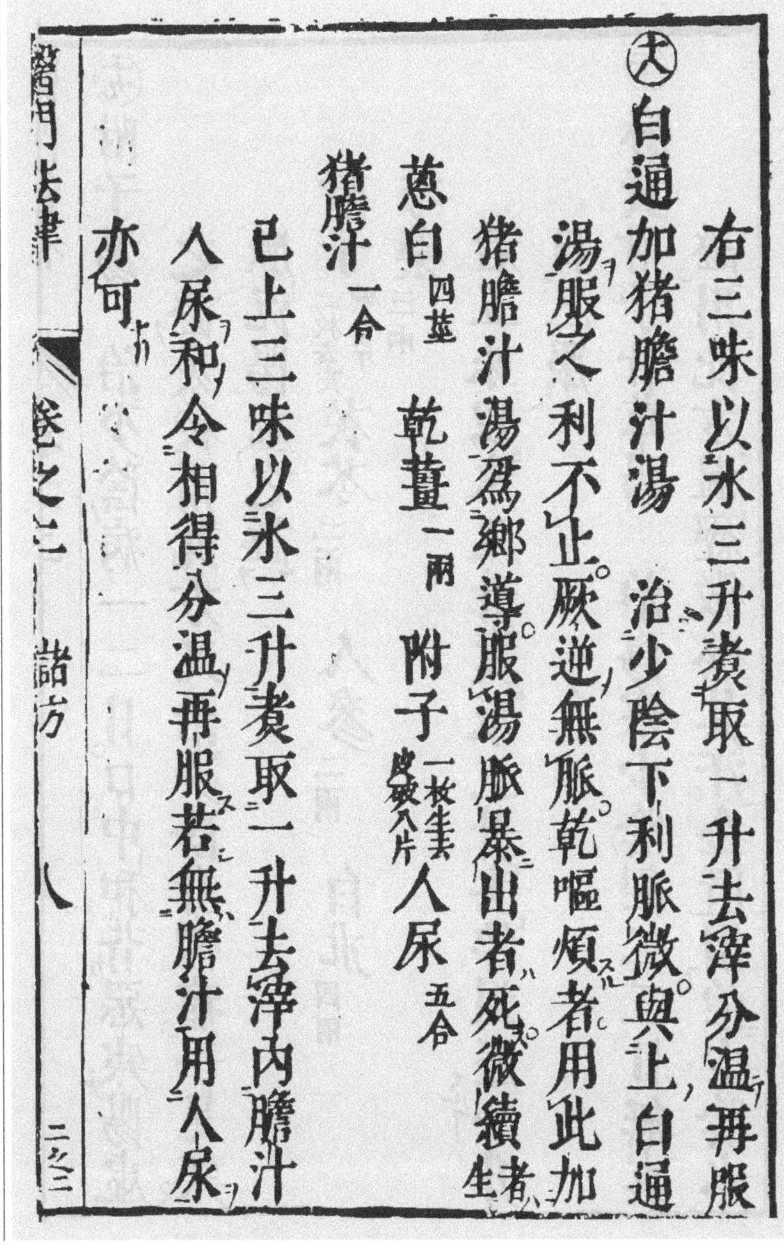

右三味以水三升煮取一升去滓分溫再服

（十八）白通加猪膽汁湯　治少陰下利脈微與上白通湯服之利不止厥逆無脈乾嘔煩者用此加猪膽汁湯為鄉導服湯脈暴出者死微續者生

葱白四莖　乾薑一兩　附子一枚生去皮破八片　人尿五合

猪膽汁一合

已上三味以水三升煮取一升去滓內膽汁人尿和令相得分溫再服若無膽汁用人尿亦可

（九）附子湯　治少陰病一二日口中和背惡寒陽虛之證又灸後用此方又治少陰身體痛手足寒脈沉陽虛之證

附子二枚去皮破八片　茯苓二兩　人參二兩　白朮四兩

芍藥三兩

右五味以水八升煮取三升去滓溫服一升日三服

（廿）麻黃附子甘草湯　治傷寒少陰經二三日無裏證用此方溫經微發其汗金匱用治少陰水

病少氣脈沉虛脹者發其汗即已又少陰無裏證而有表證反發熱者去甘草加細辛名麻黃附子細辛湯二方皆少陰表法也

已上十四方引證仲景傷寒證治

㊀白朮附子湯　金匱治風濕相搏身體煩疼不能轉側脈浮虛而濇者用桂枝附子湯若大便堅小便自利者用此方

白朮二兩　附子一枚半炮去皮　甘草一兩炙　生薑一兩半切

大棗六枚劈

右五味以水三升煑取一升去滓分溫三服一服覺身痹半日許再服三服都盡其人如冒狀勿怪即是朮附並走皮中逐水氣未得除故耳

又近効方朮附湯治風虛頭重眩苦極不知食味用此方煖肌補中益精氣

㊤桂枝去芍藥加麻辛附子湯　治氣分心下堅大如盤邊如旋杯水飲所作

桂枝三兩　生薑三兩　甘草二兩炙　大棗十二枚

麻黄二兩 細辛二兩 附子一枚炮

右七味以水七升煮麻黄去上沫內諸藥煮取二升分溫三服當汗出如蟲行皮中即愈

金匱論水氣病寸口脈遲而濇至名曰氣分一段與義前明之矣今觀此證氣分之水結聚心下堅大如盤內水與外風相拔漫無解散之期榮衛之氣且無繇通行相得膻中之大氣更無繇豁然而轉其氣柢從邊旁走動如旋杯之狀若且危矣此方桂枝湯去芍藥

之酸收而合麻黄附子細辛湯之溫散明是欲使少陰之水寒及所挾之外風一汗而內外雙解無餘故云當汗出如蟲行皮中則愈其非少陰水寒及不挾外風之證自是胃中蓄積水飲至多上結心下但用枳實白朮二味治其水飲腹中耎即當散矣金匱雖未明言究竟氣分之水不越此陰陽二治故不厭其複重繹於此方之下

崔氏八味丸 治脚氣上入少腹不仁 又治虛

勞腰痛少腹拘急小便不利又治短氣有
微飲引從小便出
乾地黃八兩　山茱萸　薯蕷各四兩　澤瀉
茯苓　牡丹皮各三兩　桂枝　附子炮各一兩
右八味末之煉蜜和丸梧子大酒下十五丸
日再服
金匱用崔氏八味丸成方治脚氣上入少腹
不仁者脚氣即陰氣少腹不仁即攻心之漸
故用之以驅逐陰邪也其虛勞腰痛少腹拘

急小便不利則因過勞其腎陰氣逆於少腹阻遏膀胱之氣化小便自不能通利故用之以收攝腎氣也其短氣有微飲者飲亦陰類阻其胸中空曠之陽自致短氣故用之引飲下出以安胸中也乃消渴病飲水一斗小便亦一斗而亦用之者何耶此不但腎氣不能攝水反從小便恣出源泉有立竭之勢故急用之以逆折其水不使順趨也夫腎水下趨之消腎氣不上騰之渴舍此曷從治哉後人

謂八味丸爲治消渴之聖藥得其旨矣然今世以爲壯水益火兩腎平補之套藥曾不問其人小便之利與不利口之渴與不渴一槩施之總於金匱之義有未悉耳。

括蔞瞿麥丸　治小便不利有水氣其人渴

括蔞根二兩　茯苓三兩　薯蕷三兩　附子一枚炮

瞿麥一兩

右五味末之煉蜜丸梧子大飲服三丸日三服不知增至七八丸以小便利腹中溫爲知

金匱治小便不利而淋且渴者用之以其胃中有熱腹中有寒故變八味丸之制爲此丸見其人趺陽脈數即胃中有熱胃熱必消穀引食大便必堅小便必數是其淋而且渴爲胃熱中消明矣故用栝蔞以清胃熱茯苓瞿麥以利小水然胃中寒水之氣上入於腹則腹中必冷故用附子以勝其寒方下云以小便利腹中温爲知製方之義可繹思也

薏苡附子散　金匱治胸痺緩急之證

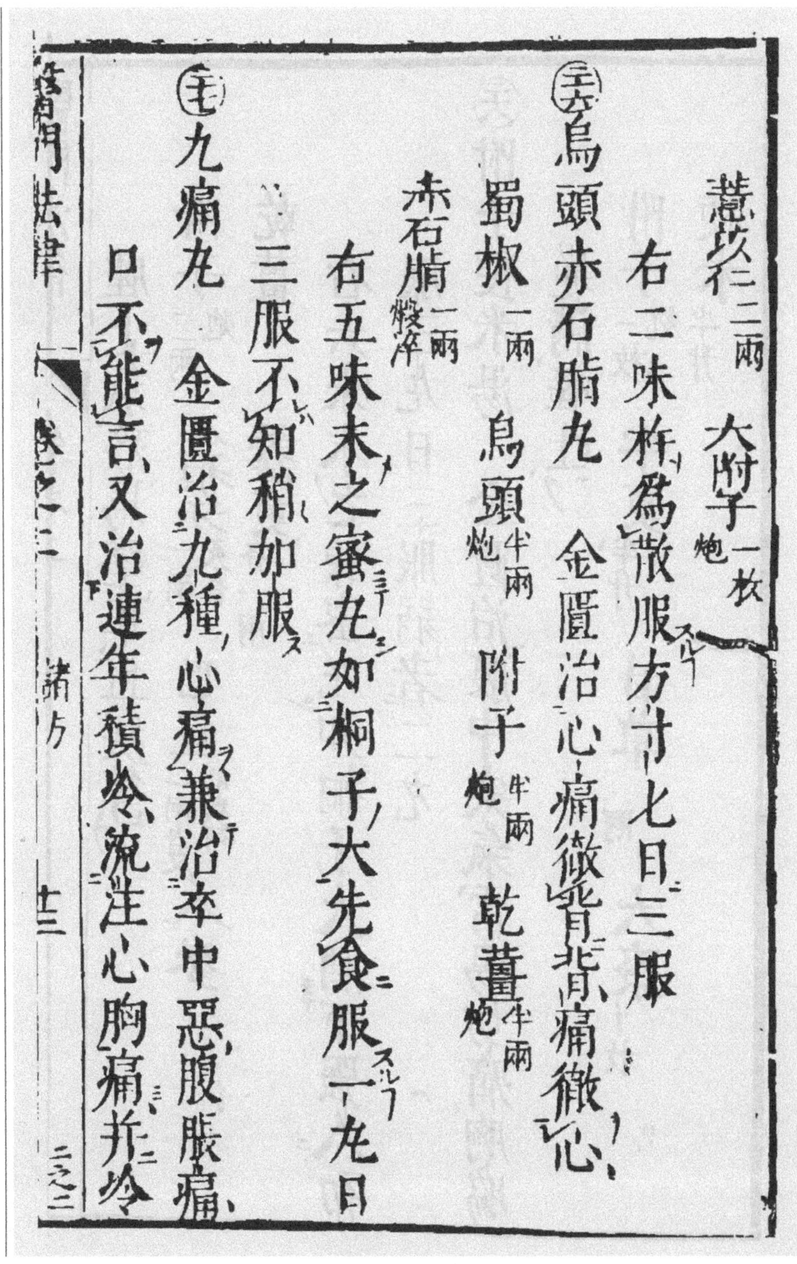

薏苡仁二兩　大附子一枚炮

右二味杵爲散服方寸匕日三服　金匱治心痛徹背背痛徹心

㊱烏頭赤石脂丸

蜀椒一兩　烏頭半兩炮　附子半兩炮　乾薑半兩炮

赤石脂一兩煅淬

右五味末之蜜丸如桐子大先食服一丸日三服不知稍加服

㊲九痛丸　金匱治九種心痛兼治卒中惡腹脹痛口不能言又治連年積冷流注心胸痛并冷

醫門法律　卷之二　諸方　十三　二之二

腫上氣落馬墜車血疾等

附子三兩炮　生狼牙一兩炙香　巴豆一兩去皮心熬研　人參

乾薑　吳茱萸各一兩

右六味末之煉蜜丸如桐子大酒下強人初服三丸日三弱者二丸

附子粳米湯　金匱治腹中寒氣雷鳴切痛胸脇逆滿嘔吐

附子一枚炮　半夏半升　甘草一兩　大棗十枚

粳米半升

右五味以水八升煑米熟湯成去滓溫服一升日三服

(无)大建中湯　金匱治心胸中大寒痛嘔不能飲食腹中寒上衝皮起出見有頭足上下痛而不可觸近者

蜀椒二合去汗　乾薑四兩　人參二兩

右三味以水四升煑取二升去滓內膠飴一升微火煎取一升半分溫再服如一炊頃可飲粥二升後更服當一日食糜溫覆之

（三十）大烏頭煎　金匱治心腹痛脈弦緊邪正相搏即為寒疝繞臍痛若發則自汗出手足厥冷者

烏頭（大者五枚熬去皮不㕮咀）

右以水三升煮取一升去滓內蜜二升煎令水氣盡取二升強人服七合弱人服五合不差明日更服不可一日再服

又方治寒疝腹中痛逆冷手足不仁若身疼痛灸刺諸藥不能治用本方以桂枝湯五合解令少清初服二合不知即服三合又不知

復加至五合其知者如醉狀得吐者爲中病外臺烏頭湯治寒疝腹中絞痛賊風入攻五臟拘急不得轉側發作有時使人陰縮手足厥逆即此合桂枝湯方也

㊂大黄附子湯　金匱治脇下偏痛發熱其脈緊弦此寒也以溫藥下之

大黄二兩　附子炮二枚　細辛二兩

右三味以水五升煮取二升分溫三服若強人煮取二升半分溫三服服後如人行四五

里進一服

仲景治傷寒熱邪痞聚心下而挾陽虛陰盛之證用附子瀉心湯之法矣其雜證脇下偏痛發熱爲陽其脈弦緊爲陰寒上逆者復立此温藥下之一法然仲景諄諄傳心後世領略者鮮金匱又别出一條云其脈數而緊乃弦狀如弓弦按之不移數脈弦者當下其寒脈緊而遲者必心下堅脈大而緊者陽中有陰可下之讀者罔識其指詎知皆以温藥下

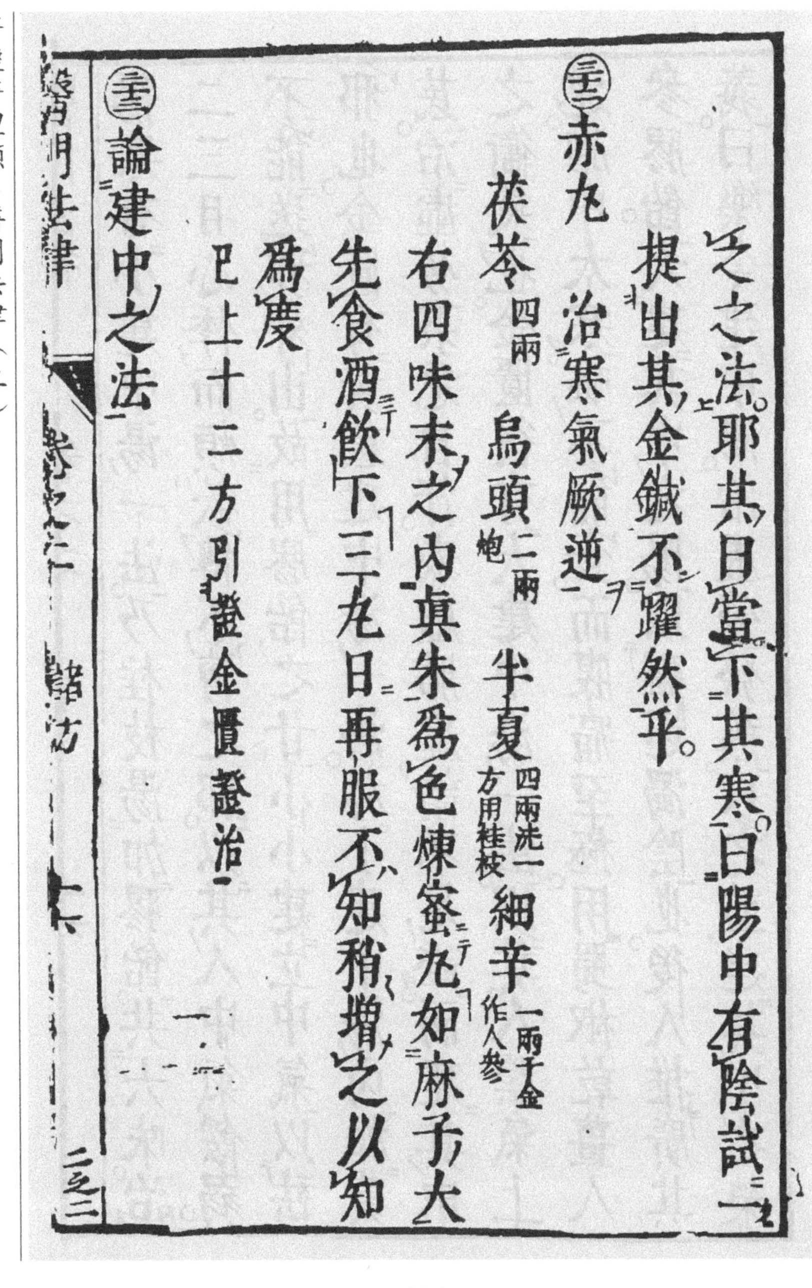

乏之法。耶其日當下其寒。日陽中有陰試一提出其金鍼不躍然乎。

（三二）赤丸 治寒氣厥逆

茯苓四兩 烏頭二兩炮 半夏四兩洗一方用桂枝 細辛一兩千金作人參

右四味末之內真朱爲色煉蜜丸如麻子大先食酒飲下三丸日再服不知稍增之以知爲度

巳上十二方引證金匱證治

（三三）論建中之法

傷寒有小建中湯一法乃桂枝湯加膠飴共六味治二三日心悸而煩欲傳不傳之邪以其人中氣餒弱不能送邪外出故用膠飴之甘小小建立中氣以祛邪也金匱有黃芪建中湯一法於小建中湯內加黃芪治虛勞裏急自汗表虛肺虛諸不足證而建其中之衛氣也金匱復有大建中湯一法以其人陰氣上逆胸中大寒嘔不能食而腹痛至極用蜀椒乾薑人參膠飴大建其中之陽以驅逐濁陰也後人推廣其義曰樂令建中湯治虛勞發熱以之並建其中之榮

血。曰十四味建中湯。治臟氣素虛。以之兩建其脾中腎中之陰陽。仲景為祖。後人為孫。一脈淵源。猗歟盛矣。建中如天子建中和之極。揖遜征誅。皆建中內當然之事。虛羸之體。服建中後可汗可下。誠足恃也。至理中則燮理之義。治中則分治之義。補中溫中。莫非惠先京國之大端矣。緣傷寒外邪。逼處域中。法難盡用。仲景但於方首以小之一字。示其微意。至金匱治雜證。始盡建中之義。後人引伸觸類。曲暢建中之旨。學者必於前人之方。一一會其大意。庶乎心手之間無入而不自得也。

（三四）論東垣升陽益胃湯、黃芪補胃湯二十方，彙方諸書採治惡寒之證，其誤最大。

惡寒一證，大率陽虛所致，有微甚之不同。微者用桂枝湯加人參、黃芪，甚者并加附子，仲景之法精且備矣。後世全不究心，但曰外感遵仲景，內傷法東垣，取東垣升陽益胃、黃芪補胃二湯，爲表虛惡寒之治。此不可不辨也。蓋表爲陽，表虛即表之陽虛，故惡寒也。與升陽益胃之方迥不相涉，升陽益胃者，因其人陽氣遏鬱於胃土之中。胃虛不能升舉其陽。本內經火鬱發之之法。益其胃以發其火也。升陽方中半用人參黃芪白朮甘草益胃。半用獨活羌活防風柴胡升陽。復以火本宜降雖從其性而升之不得不用澤瀉黃連之降以分殺其勢。製方之義若此。至黃芪補胃湯則并人參不用而用白芷藁本升麻麻黃黃蘗大升小降之矣。然陽火鬱於胃土之中。其時寒必兼時熱。其脈必數實。其證必燥渴。若不辨而簡其方以治陽虛陰盛有寒無熱脈微不渴之惡寒。寧不殺人乎。

㉟論扶陽助胃湯

此方乃東垣弟子羅謙甫所製治虛寒逆上胃痛之證遵内經寒淫於内治以辛熱佐以苦温之旨用附子乾薑之大辛熱者温中散寒用草豆蔻益智仁辛甘太熱者驅逐胃寒同爲主治用甘草之甘温白朮陳皮之苦温温養脾氣以佐之寒水挾木勢侮土故作急痛用桂以伐腎邪用芍藥以瀉肝木用吳茱萸以泄胸中厥逆之氣二十使分猷而出井井有條謙甫師事東垣二十年盡得東垣之學觀此方以扶陽助

胃爲名。明是中寒。繫於胃寒。一似韓祗和法門較之升陽益胃。不啻岐途矣。嬰知東垣治火鬱。發其火則烟熄。謙甫治無火。補其土則氣温。用方者可不辨之於蚤乎。語云見過於師。方堪傳授。見與師齊。減師半德。謙甫眞不愧東垣弟子矣。

㉖論附子理中湯

理中湯。古方也。仲景於傷寒證。微示不用之意。故太陽悞下協熱而利。心下痞鞕。表裏不解。用理中湯加桂枝。而更其名曰桂枝人參湯。及治霍亂證。始仍理中之舊。此見理中非解外之具矣。然人身脾胃之地。總名中土。脾之體陰而用則陽。胃之體陽而用則陰。理中者兼陰陽體用而理之。升清降濁。兩擅其長。若脾腎兩臟陽虛陰盛。本方加附子。又以理中之法兼理其下。以腎中之陽較脾中之陽關係更重也。後人更其名曰附子補中湯。換一補字。去兼理之義遠矣。寶鑑復於本方加白芍白茯厚朴草豆蔻陳皮。名曰附子溫中湯。治中寒腹痛自利完穀不化。脾胃虛弱。不喜飲食。懶言困倦嗜臥等證。反重健運之陽。不重蟄藏之陽。繙亂成法。無足取也。夫既重温脾附子可以不用。既用附子温腎。即不嘗襍以白芍之酸寒。況完穀不化。亦豈厚朴陳皮豆蔻所能勝哉。嗟夫釜底有火。乃得腐熟水穀。冷灶無烟。世寧有不炊自熟之水穀耶。後人之不逮古昔遠矣。今人競字補腎不如補脾。不知此語出自何典。而庸俗方信爲實有是說。豈非俚淺易入耶。又三因桂香丸潔古漿水散。未免太過。仲醇脾腎雙補丸未免不及。太過則陽亢。不及則陰凝。總不若附子理中之無偏無陂矣

（三七）論增損八味丸

古方崔氏八味丸，用附桂二味陽藥，入地黃等六味陰藥之中。金匱取治脚氣上入，少腹不仁。其意頗微。蓋地氣上加於天，則獨用薑附之猛以勝之。地氣繞入少腹，適在至陰之界，無事張皇。所以但用陽藥加於陰藥內治之。不必偏於陽也。至腎水泛溢，婦人轉胞小便不利，則變其名爲腎氣丸，而藥仍不變。蓋收攝腎氣，則腎水歸源，而小便自行。亦無取偏陽爲矣。觀此則治陽虛陰盛之卒病，其當用純陽無陰，更復何疑後人於脚氣入腹少腹不仁而見上氣喘急嘔吐自汗不識其證地氣已加於天襲用此方不應乃云此證最急以腎乘心水剋火死不旋踵用本方加附桂各一倍終是五十步笑百步不達卒病大關徒以腎乘心水剋火五臟受剋爲最急不知五臟互相剋賊危則危矣急未急也厥後朱奉議治脚氣變八味丸爲八味湯用附子乾薑芎藭茯苓甘草桂心人參白术其義頗精於中芎藭甘草人參臨證更加裁酌則益精矣奈何無識之輩復以此湯攙入已見去

桂心加乾地黄以陰易陽奚啻千里而方書一槩混收詎識其爲奉議之罪人乎。

㊂論三因治自汗用芪附朮附參附三方

黄芪一兩附子五錢名芪附湯白朮一兩附子五錢名朮附湯人參一兩附子五錢名參附湯三方治自汗之證審其合用何方煎分三服服之其衛外之陽不固而自汗則用芪附其脾中之陽遏鬱而自汗則用朮附其腎中之陽浮游而自汗則用參附凡屬陽虚自汗不能舍三方爲治耳然三方之用則大矣芪

附可以治虛風，朮附可以治寒濕，參附可以壯元神，三者亦交相爲用。其所以祇用二十物比而成湯，不嫌他味者，用其所當用，功效若神，誠足貴也。年高而多姬妾者，每有所失，隨進參附湯一小劑，即優爲而不勞。仕宦之家，彌老而貌若童子，得力於此方者頗衆。故治自汗一端，不足以盡三方之長也。以黃芪人參爲君，其長驚遠馭，附子固不能以自恣；朮雖不足以制附，然遇陽虛陰盛，寒濕沉錮，即生附在所必用，亦何取制伏爲耶？金匱近效白朮附子湯中，即本方加甘草一味。仲景取之以治痺證。豈非以節制之師。緩圖其成乎。急證用其全力。則不可制。緩證用其半力。則不可不制。至如急中之緩。緩中之急。不制而制。制而不制。妙不容言矣。

（元）論寶鑑桂附丸

方用川烏黑附乾薑赤石脂川椒桂六味為丸。療風邪冷氣入乘心絡。臟腑暴感風寒。上乘於心。令人卒然心痛。或引背膂。乍間乍甚。經久不差。按此方原做金匱九痛丸之例。治久心痛而云暴感風寒。入乘於心、令人卒然心痛則是素無其病、卒然而痛矣。卒病宜用湯以盪之、豈有用丸。且服至一料之理。千萬方中、獲此一方、有合往轍、又不達製方之蘊、學者將何所宗乎、況邪在經絡則治其經絡。邪在府則治其府邪在臟則治其臟。此方郎變爲湯。但可治臟病。不可治府及經絡之病。蓋臟爲陰、可勝純陽之藥。府爲陽、必加陰藥一二味、以監制其僭熱。經絡之淺、又當加和榮衛、幷宣導之藥矣。因併及之、

（聖）論得効華撥丸

二之二

虛寒泄瀉宜從溫補固矣然久瀉不同暴病且有下多亡陰之戒方中用附子勝寒當兼以參朮如理中之例可也乃用乾薑復用良薑用蓽撥復用胡椒用丁香復用豆蔻惟恐不勝其瀉曾不思五臟氣絕於內則下利不禁其敢以一派香燥坐耗臟氣耶後人復製萬補丸雖附子與人參當歸白朮同用而仍蹈前轍丁沉乳茴草蔻肉蔻薑桂蓽撥既無所不有更加陽起鍾乳赤脂石性之悍兼圖濇止其瀉而不知盡劫其陰從速人臟氣之絕耳用方者鑒諸

㊃論本事溫脾湯

學士許叔微製此方用厚朴乾薑甘草桂心附子各二兩大黃四錢煎六合頓服治錮冷在腸胃間泄瀉腹痛宜先取去然後調治不可畏虛以養病也叔微所論深合仲景以溫藥下之之法其大黃止用四錢更爲有見夫錮冷在腸胃而滑泄矣郎溫藥中寧敢多用大黃之猛重困之乎減而用其五之一乃知叔微之得於仲景者深也仲景云病人舊微溏者梔子湯不可與服又云太陰病脉弱便利設當行大黃芍

藥者宜藏之以其人胃氣弱易動故也即是觀之腸胃錮冷之滑泄而可恣用大黃耶不用則溫藥必不能下而久留之邪非攻不去多用則溫藥恐不能制而洞下之勢或至轉增義酌用之真足法矣玉機微義未知此方之淵源不爲首肯亦何貴於論方哉

㊃論本事椒附散

治項筋痛連背髀不可轉移方用大附子一枚炮去皮臍爲末每服二錢用川椒二十粒以白麵填滿水一盞生薑七片同煎至七分去椒入鹽空心服叔微云

予一親患此服諸藥無効嘗憶千金髓有腎氣攻背強一證處此方與之一服瘥觀此而昌陰病論中所謂地氣從背而上入者項之頸筋粗大頭項若冰非臆說矣夫腎藏真陽陽盛則百骸溫煖陽衰則一身沍寒至陽微則地氣上逆者其冷若冰勢所必至此但項筋痛連背髀殊非暴證且獨用附子爲治則暴病必藉附子全力大劑服之不待言矣少陵詩云奇文共相賞疑義相與析安得起宋代之叔微劇談陰病乎

# 醫門法律卷之三

西昌喻昌嘉言父著

## 中風門

論一篇　法四十一條　律六條

### 中風論

喻昌曰、中風一證，動關生死安危，病之大而且重，莫有過於此者。内經風痹痿厥四證，各有顓論，獨風論中泛及雜風，至論中風，惟曰風中五藏六府之俞，亦爲藏府之風，各入其門戶，所中則爲偏風，不過兩述其名而已。後論五藏并胃府之風，亦但各述其狀而已賴仲景金匱書表章先聖云夫風之爲病當半身不遂或但臂不舉者此爲痺脉微而數中風使然又云寸口脉浮而緊緊則爲寒浮則爲虛寒虛相搏邪在皮膚浮者血虛絡脉空虛賊邪不瀉或左或右邪氣反緩正氣即急正氣引邪喎僻不遂邪在於絡肌膚不仁邪在於經即重不勝邪入於府即不識人邪入於藏舌即難言口流涎沫又云寸口脉遲而緩遲則爲寒緩則爲虛榮緩則爲亡血衛緩即爲中風邪氣中經則身痒而癮疹心氣不足邪氣入中則胸滿

而短氣以及五藏風風脉死證語語金鍼大有端緒之
可求矣仲景以後英賢輩出方書充棟何反漫無取
裁坐令中風一證鮮畫一之法治之百不一効冒生
也晩敢辭不敏逐條引伸内經仲景聖法爲治例而
先立論以括其要焉然世咸知仲景爲立方之祖至
中風證仲景之方首推候氏黒散爲主方後人罔解
其意謹并明之夫八風之邪皆名虚邪人身經絡營
衛素盛者無從入之入之者因其虚而襲之耳内經
謂以身之虚而逢天之虚兩虚相感其氣至骨入則

傷五藏工候禁之不能傷也又謂賊風數至虛邪朝夕內至五藏骨髓外傷空竅肌膚靈樞亦謂聖人避邪如避矢石是則虛邪之來爲害最烈惟良工知禁之聖哲知避之矣然風爲陽邪人身衞外之陽不固陽邪乘陽尤爲易入卽如偏枯不仁要皆陽氣虛餒不能充灌所致又如中風卒倒其陽虛更審設非陽虛其人必輕矯便捷何得卒倒耶仲景之謂脉微而數微者指陽之微也數者指風之熾也所出諸脉諸證字字皆本陽虛爲言然非仲景之言而內經之言

也內經謂天明則日月不明邪害空竅可見風性善走空竅陽虛則風居空竅漸入府藏此惟離照當空羣邪始得畢散若胸中之陽不治風必不出矣扁鵲謂虢太子尸厥之病曰上有絕陽之絡下有破陰之紐見五絡之絡於頭者皆爲陽絡而邪阻絕於上其陽之根於陰陰陽相紐之處而正復破散於下故爲是病古人立言之精若此仲景以後醫脈斬焉中斷後賢之特起者如劉河澗則主火爲訓是火召風入火爲本風爲標矣李東垣則主氣爲訓是氣召風入

氣爲本風爲標矣朱丹谿則主痰爲訓是痰召風入痰爲本風爲標矣然一人之身每多兼三者而有之曷不曰陽虛邪害空竅爲本而風從外入者必挾身中素有之邪或火或氣或痰而爲標耶王安道謂審其爲風則從內經審其爲火爲氣爲痰則從三子徒較量於彼此之間得非無權而執一耶且從三子固各有方論可守從內經果何着落耶中風門中大小續命湯及六經加減法雖曰治風依然後人之法也金匱取古今錄驗續命湯治風痱之身無痛而四肢

不收者仲景所重原不在此所重維何則驅風之中兼塡空竅爲第一義也空竅一實庶風出而不復入其病瘳矣古方中有侯氏黑散深得此意仲景取爲主方隨製數方輔其未備後人目覩其方心炫其指詎知仲景所爲心折者原有所本乃遵内經久塞其空是謂良工之語耶觀方下云服六十日止藥積腹中不下矣久塞其空豈不彰明哉後人以無師之智燴亂成法中風之初治其表裏風邪非不外出而重門洞開出而復入遁至莫禦者多矣又謂一氣微汗

一旬微利要亦五十步之走耳正如築堤禦水一旬一氣正程功課效之日豈有姑且開堤泄水重加板築之理哉是以後人委曲偏駁不似先聖直切精粹

諸家中風方論直是依樣葫蘆不足觀矣非然也三人行必有我師況綜列羣方贊其所長核其所短俾學者一簡勘而心地朗然坐進此道用之如鍾離丹熟銅鐵皆金其師資於前賢豈不大耶謹論

中風之脉各有所兼兼則益造其偏然必顯呈於脉蓋新風挾舊邪或外感或內傷其脉隨之忽變兼

寒則脉浮緊兼風則脉浮緩兼熱則脉浮數兼痰則脉浮滑兼氣則脉沉濇兼火則脉盛大兼陽虛則脉微亦大而空兼陰虛則脉數亦細如絲陰陽兩虛則微數或微細虛滑為頭中痛緩遲為營衛衰大抵陽浮而數陰濡而弱浮滑沉滑微虛散數皆為中風然虛浮遲緩正氣不足尚可補救急大數疾邪不受制必死無疑若大數未至急疾猶得不死經言風氣之病似七診而非故言不死可見大數為風氣必有之脉亦未可定為死脉耳

岐伯謂各入其門戸所中則爲偏風仲景謂風之爲病當半身不遂或但臂不舉者此爲痺脉微而數中風使然○

門戸指入絡入經入府入藏言也○經言百病之生必先於皮毛邪中之則腠理開開則邪入客於絡脉留而不去傳入於經留而不去傳入於府廩於腸胃此則風之中人以漸而深其人之門戸未至洞開又不若急虚卒中入藏之驟也仲景會其意故以臂不舉爲痺叙於半身不遂之下謂風從上

入臂先受之所入猶淺也世傳大拇一指獨麻者三年內定中風則又其淺者矣然風之中人必從榮衛而入風入榮衛則榮脈改微衛脈改數引脈以見其人必血舍空虛而氣分熱熾風之繇來匪朝伊夕也

內經言偏枯者不一曰汗出偏阻曰陽盛陰不足曰胃脈內外大小不一曰心脈小堅急曰腎水虛靈樞亦敘偏枯於熱病篇中皆不言風皆不言其本於何邪豈非以七情飢飽房室凡能虛其臟氣

致榮衛經脈痺而不通者皆可言邪耶河間主火立說即腎水虛陽盛陰不足之一端也東垣主氣立說即七情鬱遏之一端也丹溪主痰立說即飲食傷脾之一端也一病之中每多兼三者而有之安在舉一以括其他乎經云不能問其虛安問其餘偏枯病陽盛陰不足固有之而陽氣虛衰痺而不通者尤多可問其餘耶

中絡者肌膚不仁中經者軀殼重著中府即不識人中藏即舌難言口流涎沫然中府必歸胃府中藏必

歸心藏也。

中絡邪正入衛，猶在經脈之外，故但肌膚不仁。中經則邪入於榮脈之中，內而骨，外而肉，皆失所養，故軀殼爲之重着，然猶在軀殼之間。至入府入藏，則離軀殼而內入，邪中深矣。府邪必歸於胃者，胃爲六府之總司也。凛於腸胃，非舉大小二腸並重，蓋風性善行空竅，水穀入胃，則胃實腸虛，風邪即迸入腸中；少頃水穀入腸，則腸實胃虛，風復迸入胃中。見胃風必奔迫於二腸之間也。風入胃中，胃熱必盛蒸其津液結爲痰涎壅塞隧道胃之支脈絡心者纔有壅塞即堵其神氣出入之竅故不識人也諸藏受邪至盛必迸入於心而亂其神明神明無主則舌縱難言廉泉開而流涎沫也

偏枯病脈之遲緩見於寸口榮衛之行不逮也外則身痒而癮疹內則胸滿而短氣榮脈內外邪氣充斥去府不遠矣

脈之行度一晝一夜復朝寸口榮衛氣衰寸口之脈遲緩不逮身癢癮疹非但風見於外由榮衛氣

氣有致津凝血滯也胸滿非獨風見於內由榮衞不行邪混胸中阻遏正氣也榮衞氣衰邪之入府入藏孰從禁之故以寸口脈辨其息數斯邪入之淺深可得而諦之耳

昔人云中府多着四肢用一多字明是卜度之辭乃遂執此語以當中府見症何其疎耶夫四末在軀殼之外非府也若謂脾主四肢脾更屬藏而非府矣大抵風淫末疾但是風淫於內毋論中經中府中藏必四末爲之不用其不專屬中府明矣

然則四肢何以不舉耶。人身榮衛正行於軀殼之中者也。風入榮衛，即邪氣盛而本氣衰，如樹枝得風，非搖則折，故知四肢不舉者，榮衛之氣短縮不行所致也。

中藏多滯九竅，此亦卜度之辭。五藏開竅於眼耳鼻口舌固矣，而前後二陰之竅，又屬府不屬藏，未可遽舉也。五藏非一齊俱中，但以何竅不利驗何藏受邪，差可耳。然諸家舍外候別無內諦之法，且無畫一之方，又何疎耶。蓋風中入藏，關係生死安

危辨症既不清用藥自不當故特引內經金匱與
義詳之如左
風中五藏後世忽略諸家方論無準可間茲會經意
以明其治經曰肺中於風多汗惡風時欬晝差暮甚
診在眉上其色白此舉其外候也金匱曰肺中風狀
口燥而喘身運而重冒虛而腫脹則并詳其內證矣
經曰死肺脈來如物之浮如風吹毛此形其浮散之
狀也至金匱則曰肺死藏浮之虛按之弱如葱葉下
無根者死合況以徵其浮而藏氣之存否始得煥然

無疑矣。大凡仲景表章內經，皆自出手眼，以述為作，學者知之，他藏倣此。

風既中肺，則火熱隨之，耗其津液，搏其呼吸，口燥而喘，勢有必至。然未入之先，已傷及榮衛所主之肌肉，水穀所客之胃府。逮風入肺而亂其魄，運用之機盡失，故身運而重，胃虛而腫脹等證，相因互見也。然藏氣未絕，猶屬可生。若脈見浮之，而虛其藏真欲散可知。加以有浮無沉，按之弱如葱葉，則在上之陽不下入於陰矣。其下無根，則孤陰且以

漸而亡矣内經死陰之屬不過三日而死者正指此等無根之脉而言也

經曰肝中於風多汗惡風善悲色蒼嗌乾善怒時憎女子診在目下其色青金匱曰肝中風者頭目瞤而脇痛行常傴令人嗜甘肝死藏浮之弱按之如索不來或曲如蛇行者死

風木之藏更中於風風性上摇必頭目瞤動風耗血液必筋脉緃急其死脉浮之弱按之如按索不來則浮沉之間陰陽已見決離或曲如蛇行仍是

上下不動惟在中者儘力奔追皆藏氣垂絕之象也。

經曰心中於風多汗惡風焦絕善怒嚇病甚則言不可快診在口其色赤金匱分爲二候其曰心中風者翕翕發熱不能食心中飢食卽嘔吐此外因也其曰心傷者勞倦卽頭面赤而下重心中痛而自煩發熱當臍跳其脈弦此內因也心死藏浮之實如麻豆按之益躁疾者死。

心藏中風分之爲二者其一以外入之風必從他

藏逆至心，不受邪故也。宜隨其藏氣兼去其風。其一以七情內傷，神明、真陰不守，而心火炎上，頭自發赤。藏真既從火上炎，陰之托下者無陽以舉之則下重。其衛外之陽不得入通於心，則發熱。其受盛之府藏氣不交，鬱而內鼓，則當臍跳動。死心脈，內經形容不一。仲景總會大意，謂心藏垂絕之脈，一舉一按，短數而動，浮沉不可息數之狀若此。

經曰：脾中風狀，多汗惡風，身體怠惰，四肢不欲動，色薄微黃，不嗜食，診在鼻上，其色黃。金匱曰：脾中風者，

翕翕發熱形如醉人腹中煩重皮目瞤瞤而短氣脾死狀浮之大堅按之如覆杯潔潔狀如搖者死

風入脾藏為賊邪外掔皮目內亂意識四肢怠惰形如醉人有必至也加以胸中短氣脾藏之傷已見一班若脈更來去至止不常浮之益太堅是為獨陽按之潔潔狀如搖是為獨陰故其動非活動轉非圓轉非藏氣之垂絕而何

經曰腎風之狀多汗惡風面痝然如腫脊痛不能正立其色炲隱曲不利診在肌上其色黑金匱闕此腎

死藏浮之堅，按之亂如轉丸，益下入尺中者死。

面瘫然浮腫者，腎氣不能蟄封收藏，漏氣上干於面也。脊痛不能正立者，腎間生氣不鼓，腰府憊而僂俯，與隱曲不利同一源也。金匱雖見缺文，大要兩腎藏精宅神，一身根本，多慾致虛，風最易入，腰曲脊垂，舌卷，小便不禁，皆其候也。中腎從來兼此四者，本實先撥可知。然腎藏真陽，腎基未壞，真陽可居，必無死脈。若浮之而堅，陽已離於陰位；按之亂如轉丸，則真陽搏激而出，不能留矣。若益下入尺中。則真陽先去。所餘孤陰。亦亂而下趨。正所謂陽從上脫。陰從下脫也。

風中入藏。最防迸入於心。後世悉用腦麝。引風入心。尤而效之。莫有知其非者。茲舉金匱二方。以明其怜。

侯氏黑散㊀治中風四肢煩重。心中惡寒不足者。外臺用之以治風癲。仲景製方皆原心獨刱。乃於中風證首引此散。豈非深服其長乎。夫立方。而但驅風補虛。誰不能之。至於驅之補之之中。行其堵截之法。則非思議可到。方中取用礬石以固濇諸藥使之留積不散以漸填其空竅服之日久風自以漸而熄所以初服二十日不得不用溫酒調下以開其痺着以後則禁諸熱食惟宜冷食如此再四十日則藥積腹中不下而空竅填矣空竅填則舊風盡出新風不受矣蓋礬性得冷即止得熱即行故囑云熱食即下矣冷食自能助藥力抑何用意之微耶

風引湯㈡ 治大人風引少小驚癇瘛瘲日數十發醫所不療除熱方可見大人中風牽引少小驚癇

癲癇正火熱生風五藏尤甚歸迸入心之候葢驚
癇之來初分五藏後迸入心故同治也巢氏用此
治脚氣豈非以石性易於下達可勝其濕熱不使
攻心乎夫厥陰風木與少陽相火同居火發必風
生風生必挾木勢侮其脾土故脾氣不行聚液成
痰流注四末因成癱瘓用大黃爲君以蕩滌風火
熱濕之邪矣隨用乾薑之止而不行者以補之用
桂枝甘草以緩其勢用諸石藥之濇以堵其路而
石藥之中又取滑石石羔清金以伐其木赤白石

脂厚土以除其濕龍骨牡蠣以收斂其精神魂魄之紛馳用寒水石以助腎水之陰俾不爲陽光所刼更用紫石英以補心神之虛恐主不安則十二官皆危也明此以治入藏之風游刃有餘矣何後世以爲石藥過多舍之不用而用腦麝以散其眞氣花蛇以增其惡毒智耶愚耶吾不解矣

按金匱風引湯當在侯氏黑散之下本文有正氣引邪喎僻不遂等語故立方即以風引名之侯氏黑散顓主補虛以熄其風此方兼主凊熱火濕以

除其風也集者誤次於寸口脈遲而緩之下則證與方不相涉矣

風中五藏其來有自藏氣先傷後乃中之火熱氣濕痰虛六賊勾引深入一旦卒倒無知遍身牽引四末不用但得不死亦成癱瘓何藏先傷謂之使平不令逆入於心乃爲要也

五藏各藏一神不可傷之經謂神傷於思慮則肉脫意傷於憂愁則肢廢魂傷於悲哀則筋攣魄傷於喜樂則皮槁志傷於盛怒則腰膝難以俛仰是

風雖未入藏真先已自傷火熱氣濕痰虛迎之內入多汗惡風等證因之外出治之難矣善治者乘風未入藏審其何藏先傷何邪徹土綢繆最爲扼要之法也

中風外證錯見不一風火相煽多上高巔風濕相搏多流四末手足麻木但屬氣虛關節腫痺濕痰凝滯

偏正頭痛愈風丹（三）目蠕面腫胃風湯（四）風濕薏苡仁湯（五）排風湯（六）麻木人參補氣湯（七）腫痺舒筋散（八）

寒熱似瘧解風爲宜風藏痰隧搜風最當

解風散（九）搜風丸（十）

經絡及府治分淺深表裏之邪大禁金石

中絡桂枝湯（十一）中經小續命湯加減（十二）表裏兼治防風通聖散（十三）祛風至寶膏（十四）攻裏三化湯（十五）搜風丸（十）

左癱右瘓風入筋骨宣導其邪緩以圖之

舒筋保安散（十六）

卒中灌藥宜用辛香開痰行氣調入蘇合

南星湯調蘇合丸(十七)順氣散(十八)勻氣散(十九)豨薟散(二十)

四肢不舉，有虛有實。陽明虛則宗筋失潤，不能束骨而利機關；陽明實則肉理緻密，加以風邪內淫，正氣自不週流也。

虛用六君子湯(二十一)，實用三化湯合承氣湯(二十二)。

口眼喎斜，邪急正緩。左急治左，右急治右，先散其邪，次補其正。

左急三聖散(二十三)，右急勻氣散(十九)。

轉舌正舌。方名雖美。少陰脈縈舌本。三年之艾。不言。標矣。資壽解語。猶爲近之。

轉舌膏（十四）正舌散（十五）資壽解語湯（十六）

風初入府。肌肉蠕瞤。手足牽強。面腫能食。胃風宜投。

胃風湯（四）

風初入藏。發熱燥煩。先用瀉青。兼解表裏。次用愈風。磨入四白。

瀉青丸（十七）愈風湯（十八）四白丹（十九）

養血豁痰。枘鑿不入。先其所急。不宜並施。

養血大秦羌湯（三十）當歸地黃湯（三一）天麻丸（三二）豁痰滌痰湯（三三）青州白丸子（三四）熱痰竹瀝荆瀝湯（三五）貝母瓜蔞散（三六）陰虛夾痰千金地黃湯（三七）

心火內蘊，膻中如燔。涼膈清心，功見一班。心血內虧，恍惚不寐。服二丹丸，可以安睡。火盛壯水，勿辭迂緩。水升火降，枯回燥轉。

涼膈散（三八）清心散（三九）二丹丸（四十）壯水地黃湯（四一）

眞陽上脱，汗多肢冷，氣喘痰鳴，此屬不治。黑錫三建，引陽回宅，水土重封，庶覩蒼日。

黑錫丹（四二）三建二香湯（四三）

腎水泛痰。真陽未脱。治以星附十中九活。

星附湯（四四）

外風暴發。內風易熾。熱溉甘寒。避居密室。毋見可欲。毋進肥鮮。謹調千日。重享天年。

世傳中風之人。每遇外風一發。宜進續命湯以禦之。殊為不然。風勢纔定。更用續命湯。重引風入。自添蛇足也。惟用甘寒藥。頻頻熱服。俾內不召風。外無從入之路。且甘寒一可息風。二可補虛。三可以服何藥不用耶。

律五條

凡風初中經絡。不行外散。反從內奪。引邪深入者。醫之過也。

治中風。壹如治傷寒。不但邪在三陽。引入三陰。爲犯大禁。即邪在太陽。引入陽明少陽。亦爲犯禁也。故風初中絡。即不可引之入經。中經。即不可引之入府。中府。即不可引之入藏。引邪深入。釀患無窮。乃至多死少生。可無戒歟。

凡治中風自汗證反利其小便者此醫之過也。毋論風中淺深但見自汗則津液外出小便自少。若更利之使津液下竭則榮衛之氣轉衰無以制風火之勢必增其煩熱而眞陰日亡也況陽明經利其小便尤爲犯禁少陰經利其小便必失溲而殺人矣可無戒歟

凡治中風病不明經絡府藏徒執方書妄用下法者必至傷人醫之罪也

風中經絡只宜宣之使散誤下則風邪乘虛入府

入藏釀患無窮若夫中藏之候多有平素積虛藏真不守者下之立亡不可不慎惟在胃府一證內實便祕者間有可下不然不過解其煩熱非大下也所謂一氣之微汗一旬之微利亦因可用始用之至於子和以下立法機要以中藏者宜下爲言則指下爲定法胡可訓耶然中藏有緩急二候中府日久熱勢深極傳入藏者此屬可下而下必使風與熱俱去填其空竅則風不再生若開其瘀壅必反增風勢何以下爲哉其卒虛身中急證下藥入

已其人即不起矣可無辨歟後世以中府之便祕指爲中藏見其誤下不致損人益信子和機要之法爲可用設過眞中藏證下不中病難可復追矣

凡治中風四肢不舉證不辨虛實妄行補瀉者醫之過也

四肢不舉皆屬脾土膏粱太過積熱內壅者爲脾土實宜瀉以開其壅食少體羸怠惰嗜卧者爲脾土虛衰宜補以健其運若不辨而實者補之虛者瀉之寧不傷人乎

凡治外中於風，不辨內挾何邪，誤執一家方書，圖弋獲，其失必多，醫之過也。

風邪從外入者，必驅之使從外出。然挾虛者非補虛則風不出，挾火者非清熱則風不出，挾氣者非開鬱則風不出，挾濕者非導濕則風不出，挾痰者非豁痰則風不出。河間、東垣、丹溪各舉一端以互明其治，後學不知變通，但宗一家爲主治。倘一病兼此五者，成方果安在？況不治其所有，反治其所無，寧不傷人乎？

附風痺法條

岐伯謂中風大法有四一曰偏枯半身不遂二曰風痱於身無痛四肢不收三曰風懿奄忽不知人四曰風痺諸痺類風狀後世祖其說而無其治金匱有古今錄驗三方可類推之

經謂內奪而厥則為風痱仲景見成方中有治外感風邪兼治內傷不足者有合經意取其三方以示法程一則曰古今錄驗續命湯再則曰千金三黃湯三則曰近效白朮附子湯前一方治榮衛素

虛而風入者。中一方治虛熱內熾而風入者。後一方治風已入藏脾腎兩虛兼諸痺類風狀者。學者當會仲景意而於淺深寒熱之間以三隅反矣。

古今錄驗續命湯（罢）　千金三黃湯（罢）

近効白朮附子湯（罢）

附風懿

按風懿曰奄忽不知人。即該中風卒倒內。金匱不重舉其證意可知矣。

附風痺　法七條

中風四證其一曰風痺以諸痺類風狀故名之也然雖相類實有不同風則陽先受之痺則陰先受之耳致痺之因曰風曰寒曰濕互相雜合匪可分屬但以風氣勝者爲行痺風性善行故也以寒氣勝者爲痛痺寒主收急故也以濕氣勝者爲著痺濕主重滯故也

邪之所中五淺五深不可不察在骨則重而不舉在經則屈而不伸在肉則不仁在脉則血凝而不流在皮則寒此五者在軀殼之間皆不痛也其痛者隨血

脈上下寒凝汁沫排分肉而痛雖另名周痺亦隸於血脈之中也骨痺不已復感於邪內舍於腎筋痺不已復感於邪內舍於肝脈痺不已復感於邪內舍於心肌痺不已復感於邪內舍於脾皮痺不已復感於邪內舍於肺此五者亦非經入五藏也五藏各有合病久而不去內舍於其合也蓋風寒濕三氣雜合牽制非若風之善行易入故但類於中風也

經論諸痺至詳然有大闕且無方治金匱補之一曰血痺二曰胸痺三曰脅着四曰三焦痺

金匱論血痹謂尊榮人骨弱肌膚盛重因疲勞汗出臥不時動搖加被微風遂得之但以脈自微濇。在寸口關上小緊宜鍼引陽氣令脈和緊去則愈。　血痹陰陽俱微寸口關上微尺中小緊外證身體不仁如風痹狀黃芪桂枝五物湯主之。[illegible]經但言在脈則血凝而不流金匱直發其所以不流之故言血既痹脈自微濇然或寸或關或尺其脈見小緊之處即風入之處也故其鍼藥所施皆引風外出之法也

金匱論胸痺脈證并方治繹明入二卷胸寒痺痛條下此不贅

金匱腎着之病。其人身體重腰中冷。如坐水中形如水狀反不渴。小便自利。飲食如故。病屬下焦。身勞汗出衣裏冷濕。久久得之。腰以下冷痛腹重如帶五千錢甘薑苓朮湯主之。㊣聿

經但言骨痺不已。復感於邪。內舍於腎。仲景知濕邪不能傷腎藏之真。不過舍於所合。故以身重腰冷等證爲言。曰飲食如故。曰病屬下焦。意可知矣

然濕土之邪賊傷寒水恐害兩腎所主生氣之原
關係尤大故特舉腎着一證立方以開其痺着
金匱復有總治三痺之法今誤編歷節黃汗之下其
曰諸肢節疼痛身體尫羸脚腫如脫頭眩短氣溫溫
欲吐桂枝芍藥知母湯主之是也（圭）
短氣中焦胸痺之候也屬連頭眩即為上焦痺矣
溫溫欲吐中焦痺也脚腫如脫下焦痺也肢節疼
痛身體尫羸筋骨痺也榮衛筋骨三焦俱病又立
此法以治之合四法以觀精微之蘊仲景眞百世

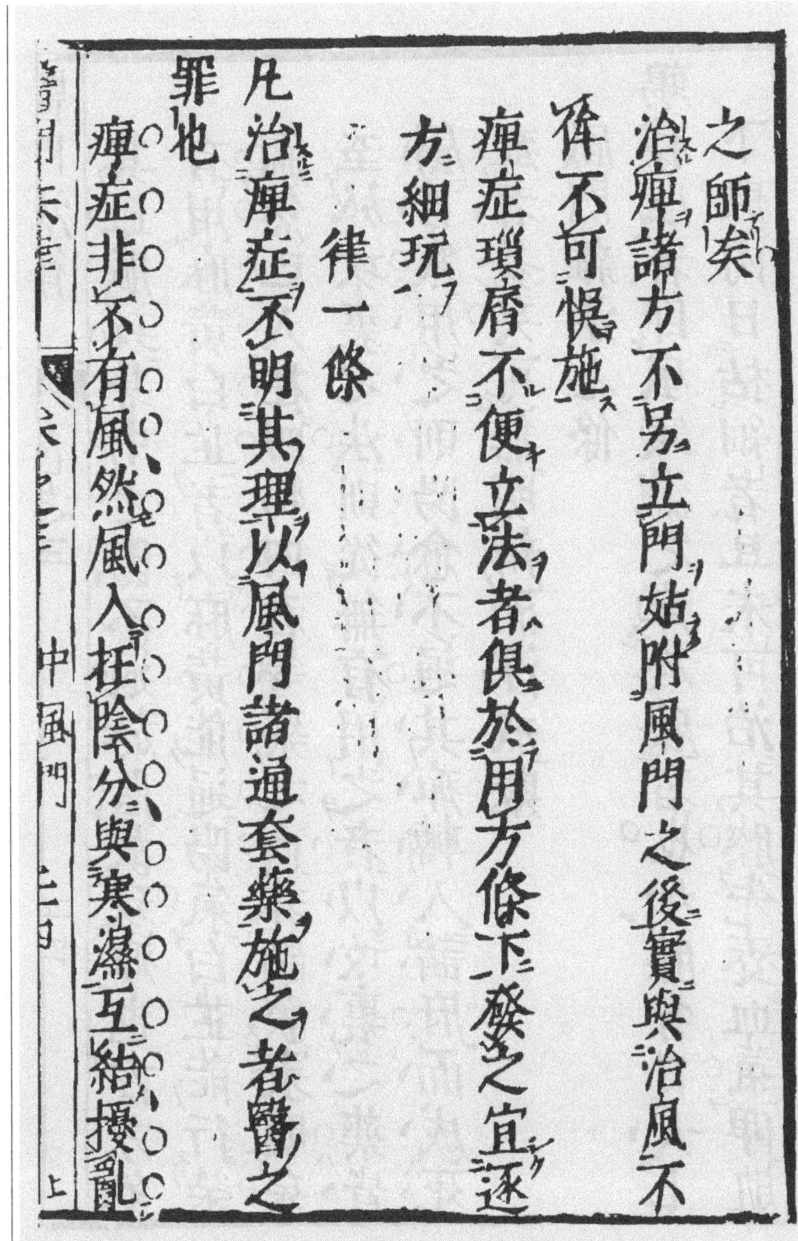

之師矣

治痺諸方不另立門姑附風門之後實與治風不併不可誤施

痺症瑣屑不便立法者俱於用方條下發之宜逐方細玩

律一條

凡治痺症不明其理以風門諸通套藥施之者醫之罪也

痺症非不有風然風入在陰分與寒濕互結擾亂

其血脈致身中之陽不通於陰故致痺也古方多有用麻黄白芷者以麻黄能通陽氣白芷能行榮衛然已入在四物四君等藥之内非顓發表明矣至於攻裏之法則從無有用之者以攻裏之藥皆屬苦寒用之則陽愈不通其痺轉入諸府而成死症者多矣可無明辨而深戒歟

風門雜法七條

鶴膝風者即風寒濕之痺於膝者也如膝骨日大上下肌肉日枯細者且未可治其膝先養血氣俾肌

肉漸榮後治其膝可也此與治左右半身偏枯之證大同夫既偏枯矣急溉其未枯者然後既枯者得以通氣而復榮倘不知從氣引血從血引氣之法但用麻黃防風等散風之套藥鮮有不全枯而速死者故治鶴膝風而亟攻其痹必并其足痿而不用矣比而論之其治法不益明乎

古方治小兒鶴膝風用六味地黃丸加鹿茸牛膝共八味不治其風其意最善蓋小兒非必爲風寒濕所痺多因先天所禀腎氣衰薄陰寒凝聚於腰膝

而不解從外可知其內也故以六味丸補腎中之水以鹿茸補腎中之火以牛膝引至骨節而壯其裹擷之筋此治本不治標之良法也舉此爲例而推之

破傷風之證最難治人之壯盛者隨其外證用表裏中三法及驅風之藥此無難也人之素弱及老人小兒或因跌仆去血過多或因瘡口濃水淋漓未合風邪乘虛深入血分者宜比治血痺之例四物湯中加去風藥可也其元氣大虛不勝外風昏迷

厥逆證屬危急者先進獨參湯隨進星附湯(四六)驅治虛風可也其外科及軍中備急諸方皆為壯盛者而設預備以俟破傷證隨即灌藥故其功效敏捷非方之有奇特也倘風入既久必難為功矣欲為大醫備急諸藥不可不蓄 和榮湯(七二) 急風散(七三) 獨聖散(七四)

再論半身不遂口眼喎斜頭目眩運痰火熾盛筋骨時疼乃原於血虛血熱挾痰挾火經絡肌表之間先已有其病根後因感冒風寒或過嗜醇酒膏粱

而助痰火或惱怒而逆肝氣遂成此證其在於經絡肌表筋骨之間尚未入於藏府者並以通榮衛爲治如和榮湯中有補血活血之功不至於滯有健脾燥濕消痰之能不致於燥又淸熱運動踈風開經絡通腠理內固根本外散病邪王道劑也多服可以見功

凡治癘風之法以淸榮衛爲主其汗宜頻發血宜頻刺皆淸榮衛之捷法也生虫由於肺熱其淸肅之令不行故由皮毛漸及腠理胃腸莫不有虫淸其

金則虫不驅自熄試觀金風一動旱魃絕蹤其理明矣然清肺亦必先清榮衛益榮衛之氣腐而不清傳入于肺先害其清肅之令故也若藥雖能瀉肺殺虫亦能傷胃不可久服胃者榮衛從出之源也久服苦寒榮衛轉衰而腐敗壅鬱不可勝言矣所以苦參丸之類榮衛素弱穀食不充之人不宜服也太楓子油最能殺虫驅風然復過於辛熱風未除而目先壞者多矣其硫黄酒服之必致腸裂之禍又醉仙散入輕粉和末日進三服取其人昏

昏若醉毒涎從齒縫中出癧未瘥而齒先落矣蓋
除癧之藥服之近而少癧必不除服之久且多癘
雖除藥之貽害更大惟易老驅風丸東坡四神丹
二方可以久服取効取爲法焉　祛風丸（七五）　四
神丹（七六）
要知脈風成則爲癘然人之榮血正行於十二經脈
之中者也用平善之藥生血清熱爲主驅風殺虫
爲輔更行汗之刺之之法無不愈者且非極意懲
創之人不可與治以戒色慾禁口腹二者非烈漢

不能也

痛風一名白虎歷節風實即痛痺也經既言以寒氣勝者爲痛痺矣又言凡傷於寒者皆爲熱病則用藥自有一定之權衡觀金匱用附子烏頭以別於表散藥中合桂枝麻黃等藥同用即發表不遠熱之義至攻裏必遵內經不遠於寒可知矣諸家方中不達此義即攻裏槩不遠熱獨千金犀角湯一方深有合於經意特表之爲例　犀角湯

更有內熱因血虛熾盛始先表散藥中蚤已不能

用辛熱者。即當取夏月治溫熱病之表法。爲例。諸家復無其方。獨本事方中有牛蒡子散。先得我心亦并表出。

牛蒡子散（方）

中風門諸方卷三

㊀侯氏黑散　治大風四肢煩重心中惡寒不足者

外臺治風癲方論見前法中然以菊花爲君

亦恐風邪乘虛迸入心藏故也

菊花四十分　白朮十分　細辛三分　茯苓三分

牡蠣三分　桔梗八分　防風十分　人參三分

礬石三分　黄芩三分　當歸三分　乾薑三分

芎藭三分　桂枝三分

右十四味杵爲散酒服方寸匕日三服初服

二十日用溫酒調服禁一切實肉大蒜常宜冷食六十日止即藥積在腹中不下也熱食即下矣冷食自能助藥力

（二）風引湯　除熱癱癇方論見前法中蓋風者外司厥陰內屬肝木上隷手經下隷足經中見少陽相火所以風自內發者由火熱而生也風生必害中土土主四肢土病則四末不用聚液成痰癱瘓者以風火挾痰注於四支故也觀金匱此方可見非退火則風必不熄非填

發則風復生。風火一熾，則五神無主，故其用藥如是之周到也。

大黃　乾薑　龍骨各四兩　桂枝三兩
甘草　牡蠣各二兩　滑石　石膏
寒水石　赤石脂　白石脂　紫石英各六兩

右十二味，杵麤篩，以韋囊盛之，取三指撮，井花水三升，煑三沸，溫服一升。治大人風引，少小驚癇瘛瘲，日數十發，醫所不療，除熱方。巢氏用此方治脚氣。

㊂愈風丹　治諸風證偏正頭痛

防風通聖散四物湯黃連解毒湯各一料加

羌活　細辛　甘菊花　天麻

獨活　薄荷　何首烏各一兩

右為細末煉蜜丸如彈子大每服一丸細嚼

茶清下不拘時服

按外風與身中之火熱相合以陽從陽必上

攻於頭然風火盛爍血必虧故其藥如是也

㊃胃風湯　治虛風證能食手足麻木牙關急搐目

內蠕瞤胃風面腫

升麻　白芷各一錢二分　麻黃　葛根各一錢

當歸　蒼朮　甘草炙　柴胡

羌活　藁本　黃柏　草荳蔻

蔓荊子各五分

右水二盞薑三片棗一枚煎一盞去滓服

按風入胃中何以反能食蓋風生其熱即內經癉成爲消中之理也方中但去其風不去其熱者以熱必隨風外解不必加治耳

醫門法律　卷之三

⑤薏苡仁湯　治中風手足流注疼痛麻痺不仁難以屈伸

薏苡仁三錢　當歸　芍藥各一錢　麻黄五分

官桂五分　蒼朮米泔水浸剉炒一錢五分　甘草八分

右水二盞生薑七片煎八分去粗溫服食前

下自汗減麻黄有熱減官桂

按此爲風濕相搏關節不利之證故用藥如是也

⑥排風湯　治風虛冷濕邪氣入臟狂言妄語精神

錯亂及五臟風發等證

防風　白朮　當歸　芍藥

肉桂　杏仁　川芎　白鮮皮

甘草各一錢　麻黃　茯苓　獨活各三錢

右作二服每服水二盞薑三片煎七分去柤服

按虛風冷濕雖已入臟其治法必先宣之使從外散故用藥如是也

⑦人參補氣湯　治手指麻木

人參　黄芪各二錢　升麻　柴胡

芍藥　生甘草　炙甘草　五味子各五分

右水一盞煎至五分食遠臨睡服查再煎

按諸陽起於指手指麻木風已見端宜亟補其氣以禦外入之風故用此爲綢繆計也

（八）舒筋保安散　治左癱右瘓筋脈拘攣身體不遂脚腿少力乾濕脚氣及濕滯經絡久不能去宣導諸氣

木瓜五兩　萆薢　五靈脂　牛膝酒浸

續斷　白殭蠶炒　松節　皂莢

烏藥　天麻　威靈仙　黃芪

當歸　防風　虎骨酒炙一兩

右用無灰酒一斗浸上藥二七日，緊封扎，日足取藥焙乾，搗為細末。每服二錢，用浸藥酒調下。酒盡用米湯調下。

按：此治風濕搏結於筋脈之間，凝滯不散，阻遏正氣，不得通行，故用藥如是也。

⑨解風散　治風成寒熱，頭目昏眩，肢體疼痛，手足

麻痺上鬲壅滯

人參兩半　麻黃二兩　川芎　獨活

細辛　甘草各一兩

右為細末每服五錢水盞半生薑五片薄荷葉少許煎八分不拘時服

按風成為寒熱乃風入胃中而釀榮衛之偏勝第四方胃風湯正驅胃風使從外解之藥此因風入既久胃氣致虛故以人參為君臣以麻黃川芎佐以獨活細辛使以甘草而和

其榮衛乃可收其外解之功也若夫久風成爲飱泄則風已入於裏又當用人參爲君桂枝白朮爲臣茯苓甘草爲佐使而驅其風於內此表裏之權衡內經之旨要也本方雖用風成寒熱四字漫無着落今并及之

搜風順氣丸　治風燥便祕因致氣閉不行暫時用之以疏風潤燥順氣然不可多本方條下過於誇大謂久服百病皆除老者還少豈理也哉然又云孕婦勿服如服藥覺藏府微痛

以羊肚肺羹補之則其藥有偏峻不可久服明矣。

車前子二兩半 白檳榔 火麻子微炒去殼 牛膝酒浸

郁李仁湯泡去皮另研 兎絲子製 乾山藥各二兩 枳殼麩炒

防風 獨活各一兩 大黃五錢半生半熟

右爲末煉蜜爲丸如梧桐子大每服二十丸酒茶米飲任下空心臨卧各一服去腸風宿滯並腸風下血

㊏桂枝湯 治風從外來入客於絡留而不去此方

主之

桂枝　芍藥　甘草　生薑各三錢

大棗二枚

右用水盞半微火煎八分溫服須臾啜熱稀粥以助藥力溫覆令一時許遍身漐漐微似有汗者益佳詳見尚論太陽上篇

按此方為中風一證群方之祖不但風中入絡即中經中府中藏藥中皆當加入本方以風從外入者究竟必驅從外出故也後人競

用續命湯為加減此方置之不錄未免得流忘源矣又况源流俱失者哉

（十二）小續命湯　治中風不省人事漸覺半身不遂口眼歪斜手足戰掉語言蹇濇肢體麻痺精神昏亂頭目眩暈痰火并多筋脈拘急不能屈伸骨節煩疼不得轉側諸風服之皆驗脚氣緩弱久服得瘥久病風人每遇天色陰晦節候變易預宜服之以防喑啞

防風　桂心　黃芩　杏仁去皮尖炒

芍藥　甘草　川芎　麻黃去節

人參各二錢四分　防己二錢　大附子炮七分

右㕮咀作二貼每貼水盞半薑五片棗一枚

煎八分服

精神恍惚加茯神遠志　骨節煩疼有熱者去附子倍芍藥無熱者倍官桂附子　心煩多驚加犀角　嘔逆腹脹加半夏倍人參　煩躁大便澀去附子倍芍藥加竹瀝　藏寒下利去防己黃芩倍附子加白朮　自汗去

麻黄杏仁加白朮。脚膝弱，加牛膝石斛。
身痛加秦艽。腰痛加桃仁杜仲。薑汁炒
失音加杏仁。

按此方無分經絡，不辨虛實寒熱，若不細辨加減，難以取効。今并錄易老六經加減法，爲例。用方者師其意焉，可矣。

易老六經加減法

麻黄續命湯治中風無汗惡寒。本方中麻黄杏仁防風各加一倍。

桂枝續命湯治中風有汗惡風本方中桂枝芍藥杏仁各加一倍二證皆太陽經中風也

白虎續命湯治中風有汗身熱不惡寒本方中加知母石膏各一錢四分去附子

葛根續命湯治中風身熱有汗不惡風本方中加葛根桂枝黃芩各一倍二證皆陽明經中風也

附子續命湯治中風無汗身涼本方中加附子一倍乾薑甘草各一錢此證乃太陰經中

風也

桂附續命湯治中風有汗無熱本方中加桂枝附子甘草各一倍此少陰經中風也

羌活連翹續命湯中風六證混淆繫之於少陽厥陰或肢節攣痛或麻木不仁本方中加羌活連翹各一錢半

(十三)防風通聖散　治諸風瀨搐手足瘈瘲小兒急驚風大便結邪熱暴甚肌肉蠕動一切風症

防風　川芎　當歸　芍藥

大黄　芒硝　連翹　薄荷

麻黄　山梔子　石膏　桔梗

黄芩　白朮　荆芥　甘草

滑石各五分

右水二盞薑三片煎至八分服涎嗽加半夏生薑製開結加大黄二錢破傷風加羌活全蝎各五分腰脇痛加芒硝當歸各一錢

按此方乃表裏通治之輕劑用川芎當歸芍藥白朮以和血益脾所以汗不傷表下不傷

㊻祛風至寶膏　治諸風熱

裏可多服也

防風二兩半　白朮一兩半　芍藥二兩半　芒硝五錢

石膏一兩　滑石三兩　當歸二兩半　黃芩一兩

甘草二兩　大黃五錢　連翹五錢　川芎二兩半

麻黃去節不去節　天麻一兩　荊芥五錢　山梔子五錢

熟地黃一兩　黃柏五錢　桔梗一兩　薄荷五錢

羌活一兩　人參一兩　全蝎五錢　細辛五錢

黃連五錢　獨活一兩

右爲細末，煉蜜丸彈子大，每服一丸，細嚼，酒任下，臨臥服。

按此方亦表裏通治，即前防風通聖散十七味，更加熟地黃益血，人參益氣，黃柏、黃連除熱，羌活、獨活、天麻、全蝎、細辛去風，乃中風門中不可移易之顯方，又非前通套泛用之方比也。

不換金丹　退風散熱，治中風口喎。

荊芥穗　僵蠶　天麻　甘草炙，各一兩

醫門法律　卷之三　諸方　廿一　下

羌活　川芎　白附子　烏頭

蝎梢　藿香葉各半兩　薄荷葉三兩　防風一兩

右爲末煉蜜丸彈子大每服一丸細嚼茶酒任下塗喎處亦可

按此方祛風之力頗大至清火散熱殊未必然大勢風而挾寒痰氣窒朗者宜之

⑯三化湯　治中風外有六經之形證先以加減續命湯主之内有便溺之阻隔此方主之

厚朴　大黄　枳實　羌活各等分

每服一兩水煎

按此乃攻裏之峻劑非堅實之體不可輕服蓋傷寒證胃熱腸枯不得不用大承氣以開其結然且先之以小承氣調胃承氣恐誤用不當即傷人也在中風證多有虛氣上逆關隘阻閉之候斷無用大承氣之理古方取藥積腹中不下以漸塡其空竅俾內風自熄奈何今人每開竅以出其風究竟竅空而風愈熾長此安窮也哉

（十七）攝生飲調蘇合丸　治一切卒中，不論中風、中寒、中暑、中濕、中氣及痰厥、飲厥之類，初作皆可用此。先以皂角去皮弦、細辛、生南星、半夏爲末，吹入鼻中，候其噴嚏，即進前藥。牙禁者，中指點南星、半夏、細辛末，并烏梅肉頻擦自開。

天南星（圓白者，濕紙裹煨）　南木香　蒼朮　細辛　甘草（生用）　石菖蒲（各一錢）　半夏（百沸湯泡少頃，一錢半）

右件剉散，分二服。水一盞半，生薑七厚片，煎取其半，乘熱調蘇合香丸半丸灌下。痰盛者加

加全蝎二十枚炙

按此方治卒中氣閉痰迷不得不用之劑但正氣素虛之人不能當腦麝及辛香攉枯拉朽之勢裁節而用十之二三可也其牛黃清心丸與蘇合丸異治熱阻關竅可用牛黃丸開之寒阻關竅可用蘇合丸開之其口開手撒遺尿等死症急用人參附子峻補間有得生者若牛黃蘇合之藥入口即斃此無異以千鈞鎮一絲也

⑯烏藥順氣散　治風氣攻注四肢骨節疼痛遍身頑麻及療癱瘓語言蹇澀脚氣步履多艱手足不遂先宜多服此藥以疎氣逆然後隨證投以風藥

麻黄去節　陳皮去白　烏藥去木各二兩　白僵蠶炒去嘴

川芎　白芷　甘草炙　枳殼麩炒

桔梗各一兩　乾薑炮五錢

右爲末每服三錢水一盞薑三片棗一枚煎

憎寒壯熱頭痛身體倦怠加葱白三寸煎併

服出汗或身體不能屈伸溫酒調服
按中風證多挾中氣不但卒中急證為然凡
是中風證皆有之嚴用和云人之元氣強壯
榮衛和平腠理緻密外邪焉能為害或因七
情飲食勞役致真氣先虛榮衛空疎邪氣乘
虛而入故致此疾若內因七情而得者法當
如氣不當治風外因六淫而得者亦當先調
氣後依所感六氣治之此良法也宜八味順
氣散嚴氏此說於理甚當其用八味順氣散

乃人參白朮茯苓甘草陳皮六君子湯中用其五加烏藥青皮白芷共八味爲劑較前局方烏藥順氣散不用麻黃枳桔僵蠶等風藥正先治氣後治風之妙旨後人反惜其說有未備且謂方中不當雜入白芷吹毛責備詎知白芷香而不燥正和榮衛之善藥也和劑合兩方取用乾薑人參川芎陳皮桔梗厚朴白芷甘草白朮麻黃更加葛根治感風頭痛鼻塞聲重尚爲合宜故知論方不可横以己

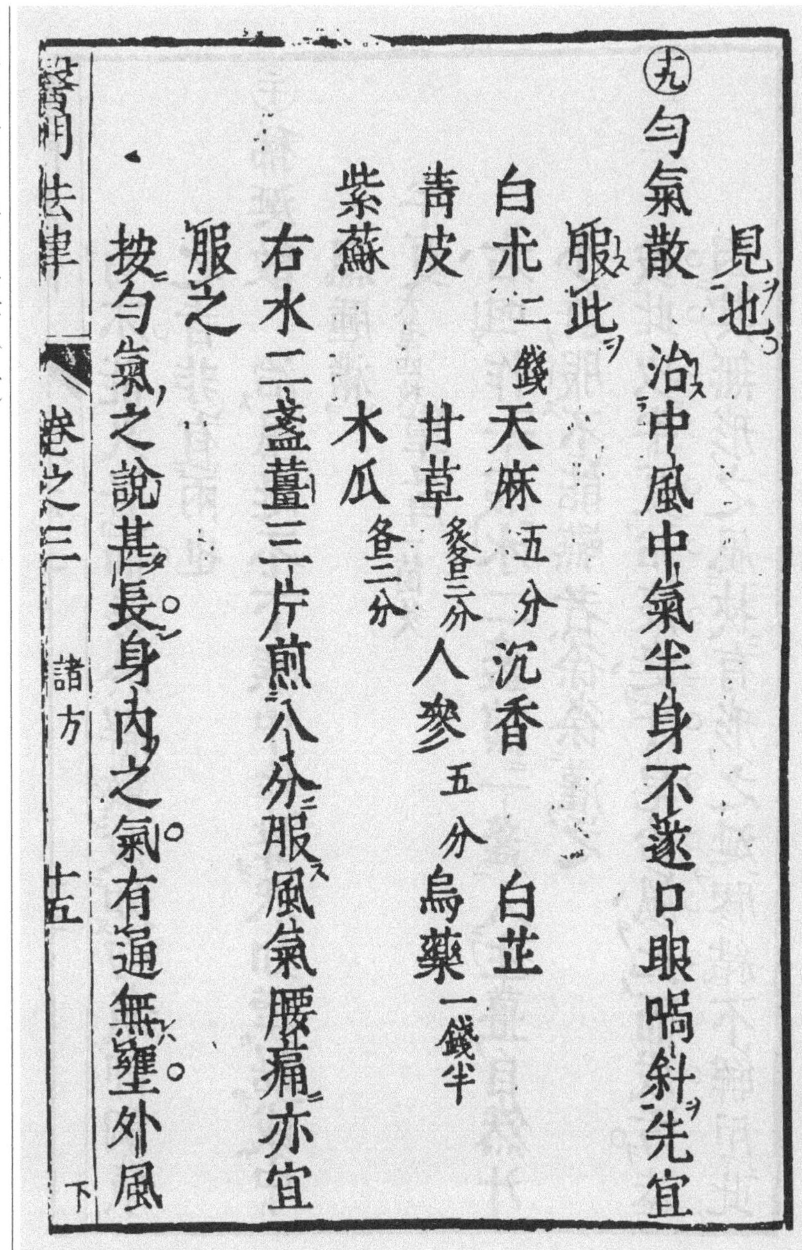

見也

（九）匀氣散　治中風中氣半身不遂口眼喎斜先宜服此

白朮二錢　天麻五分　沉香　白芷

青皮　甘草炙各三分　人參五分　烏藥一錢半

紫蘇　木瓜各三分

右水二盞薑三片煎八分服風氣腰痛亦宜服之

按匀氣之說甚長。身內之氣有通無壅。外風

自不能久居而易於解散故知勻氣即調氣
之旨非有兩也

（二十）稀涎散　治風涎不下喉中作聲狀如牽鋸或中
濕腫滿

半夏大者十四枚　猪牙皂角一箇炙

右㕮咀作一服水二盞煎一盞入生薑自然汁
少許服不能嚥者徐徐灌之

按此以半夏治痰涎牙皂治風此而成方蓋
因其無形之風挾有形之涎膠結不解用此

二物俾涎散而風出也其有涎多難散又非小吐不可則用朗礬合牙皂等分爲末白湯調服吐之或用蘿蔔子合牙皂等分爲末煎服半盞吐之其風多涎少人事不昏則用蝦半斤入醬葱薑等料物水煮先喫蝦次喫汁後以鵝翎探引吐之活法在心無施不當也

㊟加味六君子湯　治四肢不舉屬於脾土虛衰者須用此顓治其本不可加入風藥

人參　白朮　茯苓　甘草

陳橘皮

半夏各一錢加竹瀝半小盞麥冬三錢

右用水二盞薑三片棗二枚煎六分温服口渴去半夏加葳蕤石膏虚甚不熱者加附子

按中風門中從不錄用此方所謂治杗而忘其本也夫風淫末疾四肢不舉乃風淫於內虛者多實者少審其果虛則以六君子加甘寒藥如竹瀝麥冬之屬允爲治虛風之儀式也

㊄三化湯　見第十六方

按經謂土太過則令人四肢不舉此眞膏粱之疾非肝腎經虛之比其治瀉令氣弱陽虛土平斯愈而用三化湯及調胃承氣湯然土實之證十不見一非審諦無忒未可嘗試也

三聖散 治中風手足拘攣口眼喎斜脚氣行步不正

當歸酒洗炒 玄胡索微炒爲末 肉桂去粗皮各等分

右爲末每服二錢空心溫酒調下

按此方治血虛風入之顚劑也故取以治口

眼喎斜之左急右緩者然血藥中而加地黃白芍秦艽杜仲牛膝風藥中而加天麻防風羗活白芷細辛或加独活以去臂間風加草薢以除下焦熱又在隨證酌量矣

匀氣散　見第十九

取其方以治口眼喎斜之右急左緩者然倍用生熟甘草加苡仁以緩其急加麥冬葳蕤竹瀝以熄其風得効去白芷蘇葉可常服也

轉舌膏　治中風瘈瘲舌蹇不語

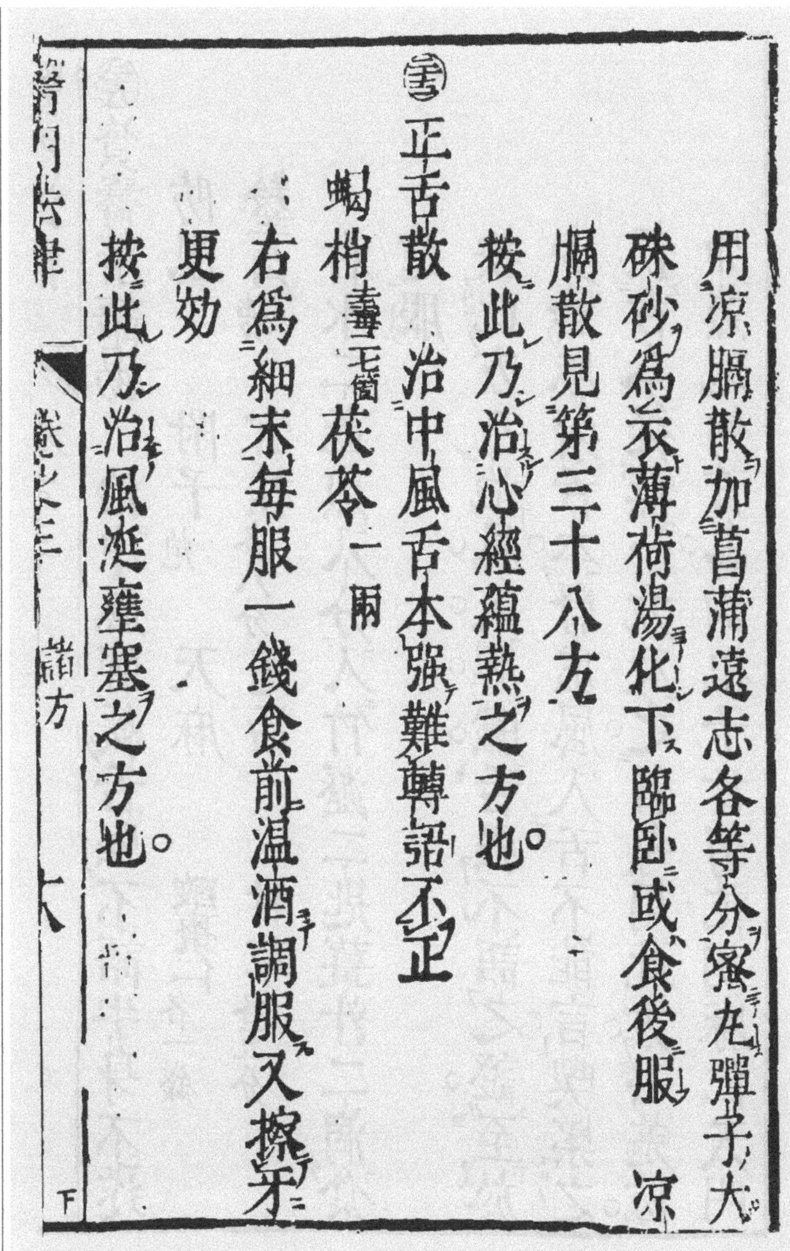

用涼膈散加菖蒲遠志各等分寒丸彈子大硃砂爲衣薄荷湯化下臨臥或食後服　涼膈散見第三十八方

按此乃治心經蘊熱之方也○

㊂正舌散　治中風舌本強難轉語不正

蝎梢去毒七箇　茯苓一兩

右爲細末每服一錢食前溫酒調服又擦牙更効

按此乃治風涎壅塞之方也○

㊱資壽解語湯　治中風脾緩舌強不語半身不遂

防風　附子炮　天麻　酸棗仁各一錢

羚羊角鎊　官桂各八分　羌活　甘草各五分

右水二盞煎八分入竹瀝二匙薑汁二滴食遠服

按此方乃治風入脾臟舌強不語之證至於少陰脈縈舌本腎虛風入舌不能言與緊之候古今從無一方及之昌每用此方去羌防加熟地何首烏枸杞子甘菊花胡麻仁天門

多治之獲效。今特識於此方之下。聽臨病之工酌用焉。後撿宣明方有地黃飲子治腎虛氣厥不至舌下。先得我心。補錄

胃風湯　見第四方　治虛風證能食手足麻木牙關急搐目內蠕瞤胃風面腫

按虛風入胃反能食者。乃風入而助其胃之火熱。故比平常食加進也。此去痺成為消中不遠。此方但治其風。不治其火熱。殊不合內經之旨。必於竹瀝麥冬花粉葳蕤石膏生地梨汁甘寒藥中。加入升麻葛根甘草為劑。始

克有當況風既入胃內經述其五變曰厥巔
曰寒熱曰消中曰飧泄曰癘風隨人之寒熱
或上或下變病若此其可畏奈何不習不察
徒欲撿方而治病耶有志於醫者自為深造
無寄後人籬下可矣

㉗瀉青丸　治中風自汗昏冒發熱不惡寒不能安
臥此是風熱燥煩之故也

當歸　川芎　梔子　羗活
大黃　防風　龍膽草各等分

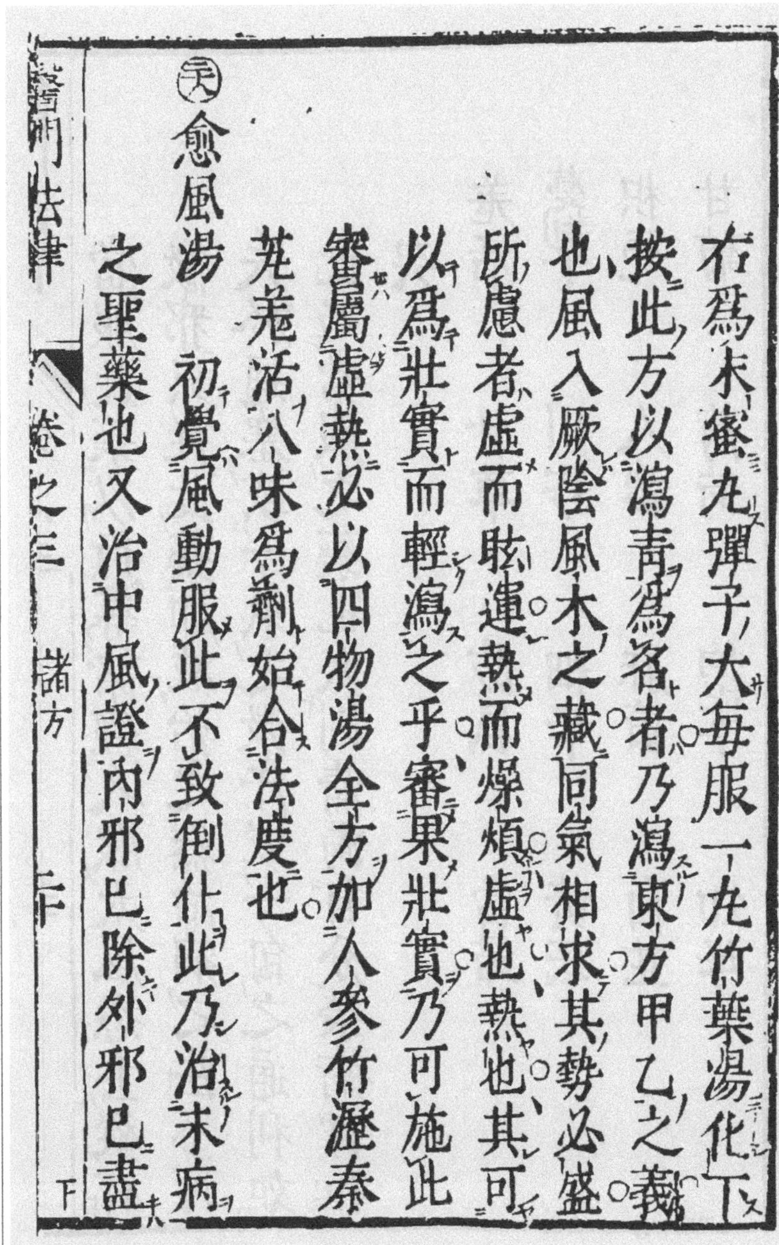

右爲末，蜜丸彈子大，每服一丸，竹葉湯化下。

按：此方以瀉青爲名者，乃瀉東方甲乙之義也。風入厥陰風木之藏，同氣相求，其勢必盛。所患者虛而眩運，熱而燥煩，虛也熱也，其可以爲壯實而輕瀉之乎？審果壯實，乃可施此；審屬虛熱，必以四物湯全方，加人參、竹瀝、秦艽、羌活八味爲劑，始合法度也。

### 愈風湯

初覺風動，服此不致倒仆，此乃治未病之聖藥也。又治中風證內邪已除，外邪已盡

醫門法律　卷之三　諸方　廿　下

當服此藥以行導諸經又服太風悉去縱有微邪只從此藥加減治之然治病之法不可失於通塞或一氣之微汗或一旬之通利如此乃常服之藥也又則清濁自分榮衛自和矣

羌活　甘草　防風　當歸
蔓荊子　川芎　細辛　黄芪
枳殼　人參　麻黄　白芷
甘菊　薄荷　枸杞子　知母

地骨皮　獨活　秦艽　黃芩

芍藥　蒼朮　生地黃各四兩　肉桂一兩

右㕮咀每服一兩水二盞生薑三片空心煎服臨臥煎滓服空心一服吞下二丹丸謂之重劑臨臥一服吞下四白丹丸謂之輕劑假令一氣之微汗用愈風湯三兩加麻黃一兩作四服加薑空心服以粥投之得微汗則佳如一旬之通利用愈風湯三兩加大黃一兩亦作四劑如前臨臥服得利爲度此藥嘗

服之不可失四時之輔

春將至大寒後本方加半夏人參柴胡謂迎而奪少陽之氣也

夏將至穀雨後本方加石膏黃芩知母謂迎而奪陽明之氣也

季夏之月本方加防己白朮茯苓謂勝脾之濕也

秋將至大暑後本方加厚朴藿香肉桂謂迎而奪太陰之氣也

冬將至霜降後本方加附子官桂當歸謂勝少陰之氣也此藥四時加減臨病酌宜誠治風證之聖藥也

按此二方相傳謂是愈風之聖藥後人見其種種敷陳次第有法駭以爲奇而深信不疑及用之治病百無一愈益似是而非昌不得不爲辨之其云初覺風動服此不致倒仆此乃治未病之聖藥也夫覺風勢初動不服端本澄原之藥以固護其榮衛反服風藥而招

風取中以漢武之虛耗稱爲成周之上理其誰歟乎又云內邪已除外邪已盡當服此以行導諸經又服大風悉去夫既內邪除外邪盡廣服補益以養其正可也豈有又服此藥之理耶豈舍內邪外邪別有大風當去耶何其自呈缺漏耶至於一句通利以本方一劑加大黃二錢或可若夫一氣微汗計本藥分七十二劑每劑已用麻黃四分零而此四劑中各加二錢五分如此重劑豈微汗之劑耶

方中發汗之藥已復用至十二味矣必更重加麻黃始爲徹汗者何耶仲景用桂枝湯解表恐其力輕故啜熱稀粥以繼之用麻黃湯恐其力重多致亡陽多方囘護豈有反投熱粥之理後人無識奉此爲第一靈寶寧知其驕矜自用欺已欺人也哉

四白丹　清肺氣養魄中風多昏冒緣氣不清利也

白朮　白茯苓　人參　縮砂

香附　甘草　防風　川芎各五錢

白芷一兩　白檀香一錢半　知母二錢　羌活

薄荷　獨活各二錢半　細辛二錢　麝香

牛黃　龍腦各五分俱另研　藿香錢半　甜竹葉

右爲細末煉蜜爲丸每兩作十丸臨睡嚼一丸煎愈風湯送下上清肺氣下强骨髓

按此方頗能清肺養魄方中牛黃可用而腦麝在所不取以其耗散真氣治虛風大非所宜然本方以四君子湯作主用之不爲大害

今更定牛黃仍用五分龍腦麝香各用二分取其所長節其所短幸幾可也其他犯腦麝諸方一概不錄如牛黃清心丸四君子藥中甘草加至四倍其意亦善彷此爲例腦麝裁酌用十之二足可備清心寧神之用其粵中蠟丸腦麝原少且經久蓄品味和合用特仍濃煎甘草湯調服爲善方不贅

（三十）大秦艽湯　治中風外無六經之形證內無便溺之阻隔知血弱不能養筋故手足不能運動

舌強不能言語宜養血而筋自榮

秦艽　石膏各一錢　甘草　川芎

當歸　芍藥　羌活　獨活

防風　黃芩　白芷　生地黃

熟地黃　白朮　茯苓各七分　細辛五分

春夏加知母一錢

右水二盞煎如遇天陰加薑七片心下痞加

枳實五分

按此方既云養血而筋自榮何得多用風燥

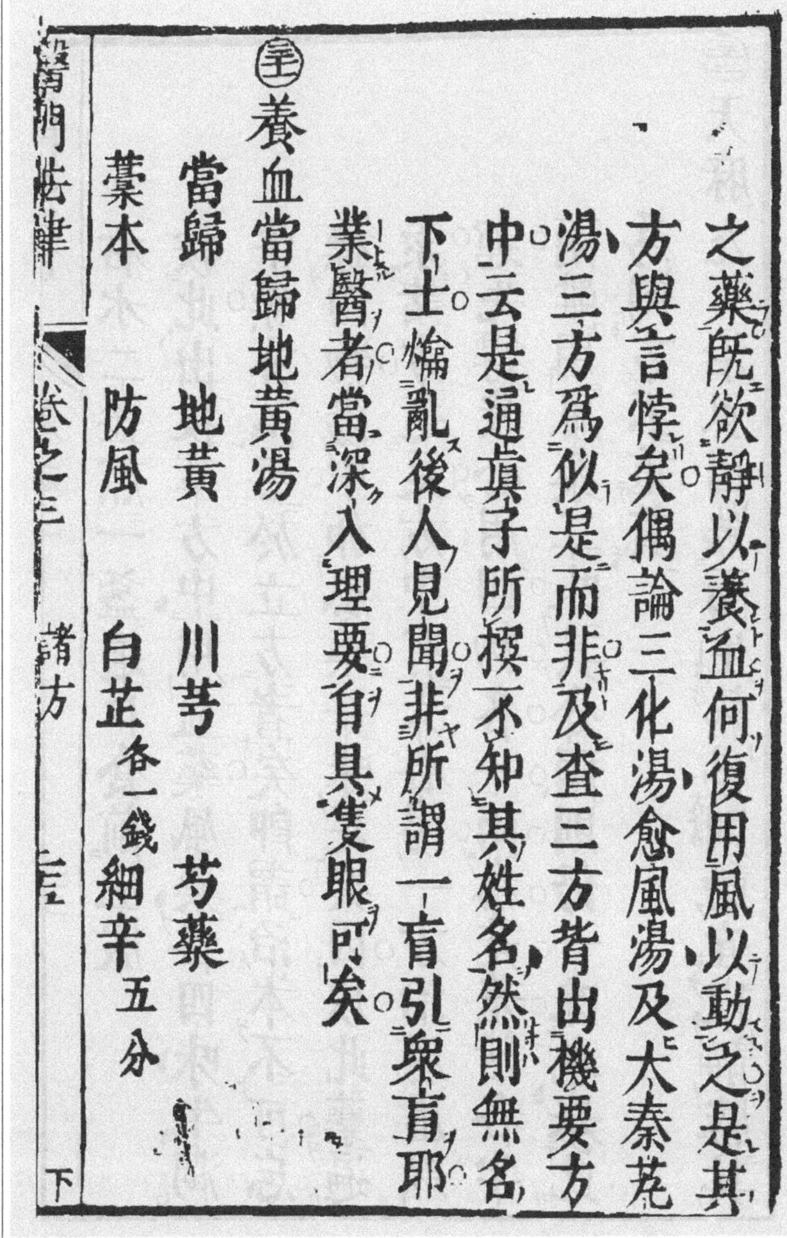

之藥既欲靜以養血何復用風以動之是其方與言悖矣偶論三化湯愈風湯及大秦艽湯三方爲似是而非及查三方背出機要方中云是通眞子所撰不知其姓名然則無名下士惀亂後人見聞非所謂一盲引衆盲耶業醫者當深入理要自具隻眼可矣

（三）養血當歸地黃湯

當歸　地黃　川芎　芍藥

藁本　防風　白芷各一錢　細辛五分

醫門法律　卷之三　諸方　下

右水二盞煎二一盞通口食前溫服

按此出拔萃方中用血藥風藥各四味半潤半燥亦不善於立方者矣即謂治本不可忘標四物湯中加風藥一味足矣因以此藥遍索諸方適良方中有六合湯一方治風虛眩運先得我心用四物各一兩秦艽羌活各半兩雖用風藥二味其分兩則仍一味也舉此爲例方不重贅

天麻丸　治風因熱而生熱盛則動宜以靜勝其

燥是養血也此藥行榮衛壯筋骨

天麻　牛膝二味用酒浸三日焙乾　萆薢　玄參各四兩

杜仲炒去絲七兩　附子炮一兩　羌活四兩　當歸十兩

生地黃一觔　一方有獨活四兩去腎間風

右為細末煉蜜丸梧桐子大每服五七十丸空心溫酒或白湯下良久進食服藥半月後覺塞壅以七宣丸疎之

按此方大意主治腎熱生風其以天麻入牛膝同製取其下達倍用當歸地黃生其陰血

萆薢玄參清下焦之濕熱，附子補下焦之真陽。蓋惟腎中陽虛，故風得以久據其地也。用羌活之獨本者，即真獨活，不必更加也。吁嗟！多慾之人，兩腎空虛，有如烏風洞，慘慘黯黯，漫無止息。環視風門諸藥，有一能勝其病者乎？此方雜在羣方內，未易測識，特表而出之。

（三三）滌痰湯　治中風痰迷心竅，舌強口不能言。

南星薑製　半夏泡七次，各二錢　枳實一錢　白茯苓一錢半

橘紅一錢　石菖蒲八分　人參　竹茹各七分

甘草五分

右水二盞，生薑五片，煎八分，食前服。

按：此證最急，此藥最緩，未免有兩不相當之弊。審其屬熱，此方調下牛黃清心丸；審其屬虛，此方調下二丹丸，庶足以開痰通竅也。

(四十) 青州白丸子　治男子婦人手足癱瘓，風痰壅盛，嘔吐涎沫，及小兒驚風並治。

白附子二兩，生用　半夏七兩，水浸去衣，生用　南星二兩，生　川烏去皮臍，五錢，生

右羅為末，生絹袋盛，於井花水內擺出粉末

出者以手挼令出查再擂再攞以盡爲度用磁盆日中曝夜露每日一換新水攪而後澄春五夏三秋七冬十日去水曬乾如玉片以糯米粉作稀糊丸如菉豆大每服二十丸生薑湯下無時如癱瘓酒下小兒驚風薄荷湯下三五丸

按此方治風痰之上藥也然藥味雖經製煉温性猶存熱痰迷竅非所宜施

竹瀝湯　治四肢不收心神恍惚不知人事口不

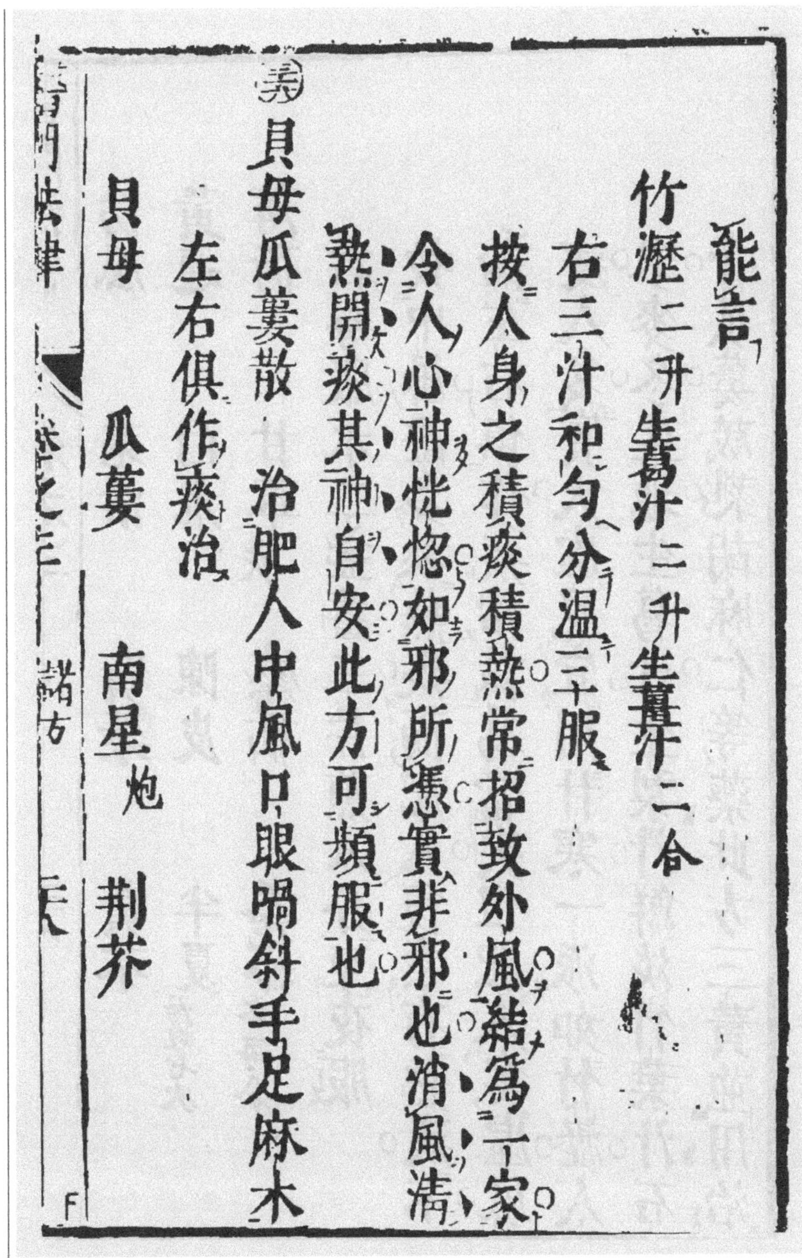

能言

竹瀝二升 生葛汁二升 生薑汁二合

右三汁和勻分溫三服

按人身之積痰積熱常招致外風結爲一家令人心神恍惚如邪所憑實非邪也消風淸熱開痰其神自安此方可頻服也

貝母瓜蔞散 治肥人中風口眼喎斜手足麻木左右俱作痰治

貝母 瓜蔞 南星炮 荊芥

防風　羌活　黃蘗　黃芩

黃連　白朮　陳皮　半夏湯泡七次

薄荷　甘草炙　威靈仙　天花粉各等分

右每服水二盞薑三片煎八分至夜服

按中風證多挾熱痰而肥人復素有熱痰不論左右俱作痰治誠爲當矣但肥人多虛風瘦人多實火虛風宜用甘寒一派如竹瀝人參麥冬生地生葛汁生梨汁鮮淡竹葉汁石膏瓜蔞葳蕤胡麻仁等藥此方三黃並用治

瘦人實火或可治，肥人虛風甚不宜也。至泛論治熱痰之藥，諸方中又惟此足擅其長，存之以備實火生風生熱之選。

（三七）千金地黃湯　治熱風心煩及脾胃熱壅食不下

生地黃汁　枸杞子汁各五升　真酥　生薑汁各一升　荆瀝　竹瀝各五升　人參八兩　白茯苓六兩　天門冬八兩　大黃　梔子各四兩

右十一味，以後五味為細末，先煎地黃等汁，内末藥調服方寸匕，再漸加服，以利為度。

按此方補虛清熱潤燥滌痰除風開通瘀壅美善具備誠足貴也因養血豁痰難於兩用姑舉此方爲例以聽臨症酌量又四肢不舉脾土屬虛屬實分途異治苟其虛實不甚相懸此方更在所必用法無窮盡人存政舉未易言耳

（三八）涼膈散　治心火上盛膈熱有餘目赤頭眩口瘡唇裂吐衄涎嗽稠粘二便淋閉胃熱發斑小兒驚急潮搐瘡疹黑陷大人諸風瘈瘲手足

掣搦筋攣疼痛

連翹　梔子仁　薄荷　大黃

芒硝　甘草　黃芩

右水二盞棗一枚葱一根煎八分食遠服

(三九)清心散即凉膈散加黃連

右水盞半加竹葉十片煎八分去渣入蜜少許溫服頭痛加川芎防風石膏

按中風證大勢風木合君相二火主病多顯膈熱之證古方用凉膈散最多不但二方已

也。如轉舌膏用涼膈散加菖蒲遠志。如活命金丹用涼膈散加青黛藍根。蓋風火之勢上炎。胸膈正燎原之地。所以清心寧神轉舌活命涼膈之功居多。不可以宣通腸胃之法輕訾之也

㊼地黃飲子 宣明方 治舌瘖不能言足廢不能用腎虛弱。其氣厥不至舌下。

熟地黃　巴戟去心　山茱萸　肉蓯蓉酒浸焙

石斛　附子炮　五味子　白茯苓

菖蒲　遠志去骨　官桂　麥冬各等分

右爲末每服三錢生薑五片棗一枚薄荷七葉水一盞半煎八分服無時

按腎氣厥不至舌下乃藏眞之氣不上榮於舌本耳至其濁陰之氣必横格於喉舌之間吞咯維艱昏迷特甚又非如不言之證可以緩調方中所用附桂巴戟原爲驅逐濁陰而設用方者不可執已見而輕去之也

三因白散子　治肝腎中風涎潮壅塞不語嘔吐

痰沫頭目眩暈兼治陰症傷寒六脉沉伏及

霍亂吐瀉小便淋滴不通

大附子去皮臍生　滑石桂府者各五錢　製半夏七錢半

右爲末每服二錢水二盞薑七片蜜半匙煎

七分空心冷服

按此方甚超但不明言其所以然且引兼治

陰症傷寒霍亂吐瀉等證爲言轉覺泛而不

精矣蓋此即上條昌所論濁陰上逆之證緣

肝腎之氣厥逆而上是以涎潮壅塞舌瘖不

語痰沫吐咯難出頭自重眩故非附子不能驅其濁陰然濁陰走下竅者也濁陰既上逆其下竅必不通故用滑石之重引濁陰仍順走前陰之竅亦因附子雄入之勢而利導之也更慮濁陰遇胸中之濕痰兩相留戀再加半夏以開其痰庶涎沫與濁陰俱下方中具有如此之妙義而不明言以教後人殊可惜也

二丹丸　治風邪健忘養神定志和血內安心神

外華腠理得睡

丹參　熟地黄　天門冬去心各兩半　硃砂

人參　菖蒲　遠志各五錢　茯神

麥門冬　甘草各一兩

右為細末煉蜜為丸桐子大每服五十丸至一百丸空心食前服

按中風證心神一虛百骸無主風邪擾亂莫能驅之使出此方安神益虛養血清熱息風服之安睡功見一斑矣相傳用愈風湯吞下

殊失用方之意。

（四十三）豨薟丸　治肝腎風氣四肢麻痺骨痛膝弱風濕諸瘡

右以豨薟草五月五日六月六日採葉九蒸九曝凡蒸用酒蜜灑曬乾爲末蜜丸桐子大空心酒下百丸。

按豨者猪也其畜屬亥乃風木所生之始故取用其葉以治風凡腎藏生風之證服此其效最著。江寧節度使成訥知益州張詠兩以

方藥進獻至尊詔以弟訴中風伏枕五年一
道人傳此方服之愈詠以掘地得碑製服千
服髮鬢烏黑筋力輕健見都押衙羅守一中
風墜馬失音不語與藥十服其病立瘥又和
尚智嚴年七十或患偏風口眼喎斜時時吐
涎與十服亦便得瘥古今用此獲効者最多
然莫知其所以然也其妙處全在氣味之發
洩與腎中之腥臊同氣相求故能入腎而助
其驅逐陰風之力也因治腎風之方百不得

一特録。此丸合前天麻丸兩發其義也。

㊃黒錫丹　治真元虛憊，陽氣不固，陰氣逆冲，三焦不和，冷氣刺痛，飲食無味，腰背沉重，膀胱久冷，夜多小便，女人血海久冷，赤白帶下，及陰證陰毒，四肢厥冷，不省人事，急用棗湯吞一百粒，即便回陽。此藥大能升降陰陽，補虛益元，墜痰除濕破癖。

沉香　葫蘆巴酒浸炒　附子炮　陽起石研細水飛各一兩

肉桂半兩　破故紙　舶茴香　肉荳蔻麪裹煨

水香　金鈴子 蒸去皮核各一兩　硫黃　黑錫 去滓秤各二兩

右用黑盞或鐵銚內如常法結黑錫硫黃砂子地上出火毒研令極細餘藥並細末和勻自朝至暮以研至黑光色爲度酒糊丸如梧子大陰乾入布袋內擦令光瑩每四十丸空心鹽薑湯或棗湯下女人艾棗湯下急症用百丸

按此方用黑錫水之精○硫黃火之精○二味結成靈砂爲君○諸香燥純陽之藥爲臣○用金鈴

子苦寒一味爲反佐用沉香引入至陰之分爲使凡遇陰火逆冲真陽暴脫氣喘痰鳴之急症舍此藥再無他法可施昌每用小囊佩帶隨身恐遇急症不及取藥且欲以吾身元氣溫養其藥藉手効靈厥功歷歷可紀即如小兒佈痘與此藥迥無相涉然每有攻之太過如用蜈蚣穿山甲桑蟲之類其痘雖勃然而起然頭面遍身腫如瓜匏瘡形濕爛難乾乃至真陽上越氣喘痰鳴兒醫撒手駭去昌

投此丸領其陽氣下入陰中旋以太劑地黄湯峻補其陰以留戀夫真陽肌膚之熱反清腫反消瀑爛反乾而成厚靨如此而全活者不知凡幾因附本方項下以廣用方者之識

聖 三建二香湯　治男婦中風六脈俱虚舌強不語痰涎壅盛精神如癡手足偏廢此等不可攻風只可補虚

天雄　附子　烏頭各二錢俱去皮臍生用　沉香

木香各一錢俱水磨汁

右作一服，每服水盞半，薑十片，煎七分，食前服。

按此方天雄、附子、烏頭同時並用，其生者不加炮製，惟恐縛孟賁之手，莫能展其全力耳。必因其人陰邪暴甚，埋沒微陽，故用此純陽無陰，一門三將，領以丁香，直透重圍，驅逐極盛之陰，拯救將絕之陽。此等太關，雖有其方，能用者罕。方下妄云治中風六脈俱虛，又云不可攻風，只可補虛，全是夢中說夢，誤人最

大當知此證其脈必微而欲絶不可以虚之一字漫無着落者言脈其方更猛悍毒厲不可以補虚二字和平無偏者言方此方書所爲以冒引首耶

（四六）星附散　治中風能言口不歪而手足嚲曳者

南星　半夏各製　茯苓　殭蠶炒

川烏去皮臍　人參　黒附子　白附子各八分

右水二盞煎八分食遠熱服得汗愈

按此方乃治虚風寒痰之主藥也風虚則熾

痰寒則壅阻遏脾中陽氣不得周行故手足爲之癱瘓用此方熱服以助脾中之陽俾虛風寒痰不相互結乃至得汗則風從外出痰從下出分解而病愈矣凡用附子藥多取温冷服謂熱因寒用也此用烏頭附子人參一派温補絕無發散之藥向非加以熱服亦胡繇而得汗耶敬服敬服

（四七）古今錄驗續命湯　治中風痱身體不能自收口不能言冒昧不知痛處或拘急不得轉側

麻黃　桂枝　當歸　人參

石膏　乾薑　甘草各三兩　芎藭

杏仁四十枚

右九味以水一斗煑取四升溫服一升當小汗薄覆脊憑几坐汗出則愈不汗更服無所禁勿當風并治但伏不得卧咳逆上氣面目浮腫

按此合後三方金匱取用之意已發之於本條下令細玩此方細詳其證乃知雍即痺之

別名也。風入而痺其榮衛、即身體不能自收口不能言冒昧不知痛處、或拘急不得轉側也。然榮衛有虛有實。虛者自內傷得之。實者自外感得之。此方則治外感之痺其榮衛者故以得小汗為貴。然已變越婢之制、而加芎歸養血人參益氣矣。其內傷而致榮衛之痺者、於補氣血藥中略加散風藥為制更可知矣。

千金三黃湯　治中風手足拘急百節疼痛煩熱

心亂惡寒經月不欲飲食

麻黃五分獨活四分細辛二分黃芪二分

黃芩三分

右五味以水六升煑取二升分温三服一服小汗二服大汗心熱加大黃二分腹滿加枳實一枚氣逆加人參三分悸加牡蠣三分渴加括蔞根三分先有寒加附子一枚○分字當作去聲讀

按此方治風入榮衛肢節之間擾亂既久證

頭煩熱惡寒不食邪盛正虛可知其用麻黃爲君者以麻黃能通陽氣而開痺也故痺非得汗不開然內虛當慮須用參芪以佐之而虛復有寒熱之不同虛熱則用黃芩虛寒則加附子此仲景所以深取之也

四九 近效白朮附子湯　治風虛頭重眩苦極不知食味暖肌補中益精氣

白朮二兩　附子一枚半炮去皮臍　甘草一兩炙

右三味剉每五錢七薑五片棗一枚水盞半

煎七分去滓服

按此方治腎氣空虛之人外風入腎恰似鳥洞之中陰風慘慘晝夜不息風挾腎中濁陰之氣厥逆上攻其頭間重眩之苦至極難耐兼以胃氣亦虛不知食味故方中全不用風門藥但用附子暖其水藏白朮甘草暖其土藏水土一暖則濁陰之氣盡趨於下而頭苦重眩及不知食味之證除矣試觀冬月井中水暖土中氣暖其陰濁之氣且不能出於地

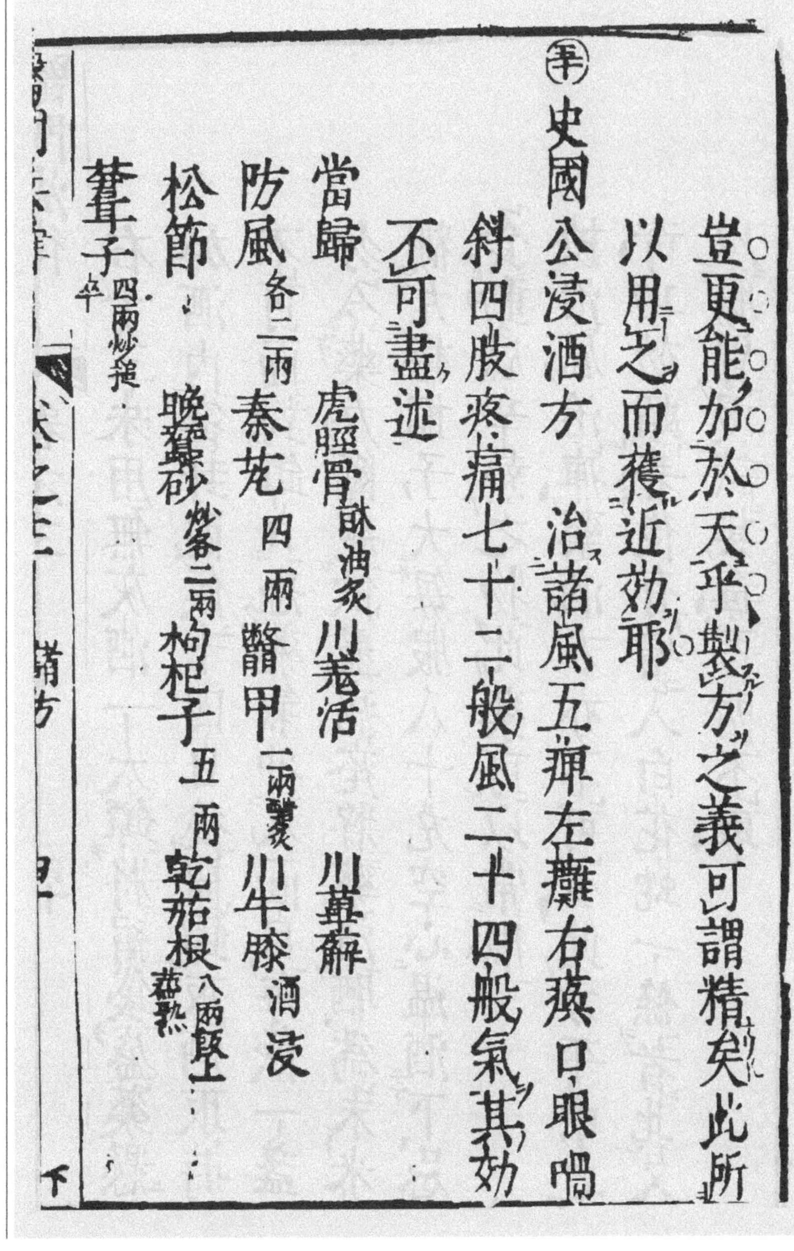

豈更能加於天乎。製方之義可謂精矣。此所以用之而獲近效耶。

史國公浸酒方　治諸風五痺，左癱右瘓，口眼喎斜，四肢疼痛，七十二般風，二十四般氣，其效不可盡述。

當歸　虎脛骨酥油炙　川羌活　川萆薢

防風各二兩　秦艽四兩　鱉甲一兩，醋炙　川牛膝酒浸

松節　晚蠶砂炒，各二兩　枸杞子五兩　乾茄根八兩，蒸熟

蒼耳子四兩，炒搥

右十三味用無灰酒一大罈將絹袋盛藥懸於酒內密封固候十四日後開罈取酒取時不可面對罈口恐藥氣冲人面目每飲一盞勿令藥力斷絕飲盡病痊將藥渣晒爲末米糊丸梧桐子大每服八十丸空心溫酒下忌食動風辛熱之物此藥可以常服

按治風治痺藥酒方亦不可少此方平中之奇功効頗著後有增入白花蛇一條者比之以腸胃漫試其毒吾所不取

痺證諸方

㊄三痺湯 治血氣凝滯手足拘攣風寒濕三痺

人參 黃芪 當歸 川芎

白芍藥 生地黃 杜仲薑汁炒 川續斷

防風 桂心 細辛 白茯苓

秦艽 川牛膝 川獨活 甘草各等分

右水二盞生薑三片棗一枚煎五分不拘時服

按此用參芪四物一派補藥內加防風秦艽

以勝風濕。桂心以勝寒。細辛獨活以通腎氣。

凡治三氣襲虛而成痹患者。宜準諸此。

㊄痹在上用桂枝五物湯

黃芪三兩　桂枝三兩　芍藥三兩　生薑六兩

大棗十二枚

右五味以水六升煮取二升溫服七合日三服　一方有人參

按此乃金匱治血痹之方也。血痹而用桂枝湯加黃芪以其風邪獨勝風性上行故其痹在上也。其脈微濇，寸口關上小緊，緊處乃邪着之驗也。然又曰寸口關上微，尺中小緊，外症身體不仁，如風痺狀，此方主之。又可見風性善行，隨其或上或下，一皆主以此方矣。

㊂痺在臂用十味剉散　原治中風血弱，臂痛連及筋骨，舉動難支。

附子炮　黃芪　當歸　白芍藥各一錢

川芎　防風　白朮各七分　茯苓

肉桂各五分　熟地黃酒洗焙乾二錢

右水二盞薑三片棗二枚食後臨臥服

按臂痛乃筋脈不舒體盛者可去其筋脈中之風然既已血痺所受風燥之累不淺故取此方養血之中加附子之力通其陽氣而用防風反佐黃芪出其分肉腠理之風也

（醫）痺　抂手足風淫末疾則用烏頭粥　原治風寒濕

麻木不仁

烏頭 生研爲末

每用香熟白晚米二合入藥末四錢同米以

砂礶煑作稀粥不可太稠下生薑汁一匙白蜜三匙攪匀空心溫啜之爲佳如中濕多更加薏苡仁末三錢服此粥大治手足不隨及腫痛不能舉者服此預防之○

○按四肢爲諸陽之本本根之地陽氣先已不用況周身經絡之末乎故用烏頭合穀味先從榮衛所生之地注力俾四末之陽以漸而充也用方者知之

（卌五）痺在手足濕流關節則用薏苡湯　原治手足流

注疼痛麻木不仁難以屈伸

薏苡仁　當歸　芍藥　桂心

麻黃各一錢　甘草五分　蒼朮米泔浸炒二錢

右水二鍾薑五片煎八分食前服有汗去麻黃有熱去桂心

按此方以薏苡仁為君舒筋除濕其力和緩當三倍加之至於麻黃雖能通其陽氣然在濕勝方中即無汗不可多用減太半可也

痹在身半以下用通痹散。原治腰以下至足風寒濕三氣合而成痺，兩足至臍冷如氷，不能舉，或因酒熱立冷水中，久成此疾。

天麻　獨活　當歸　川芎

白朮　藁本等分

右爲細末，每服二錢，熱酒調下。

按此方因風寒濕三氣混合，入于陰股，其邪已過於榮衛，故變桂枝五物之制而用此散，緩緩分出其邪也。

（五七）痺在遍身走痛無定用控涎丹　原治人忽患胸背手脚腰胯痛不可忍牽連筋骨坐卧不寧走與無定乃痰涎伏在胸膈上下變爲此疾或令人頭重不可舉或神意昏倦多睡或飲食無味痰唾稠粘口角流涎卧則喉中有聲手脚腫痺氣脉不通疑似癱瘓但服此藥數服其病如失

甘遂　大戟　白芥子

右等分爲末麪丸桐子大食後臨卧薑湯下

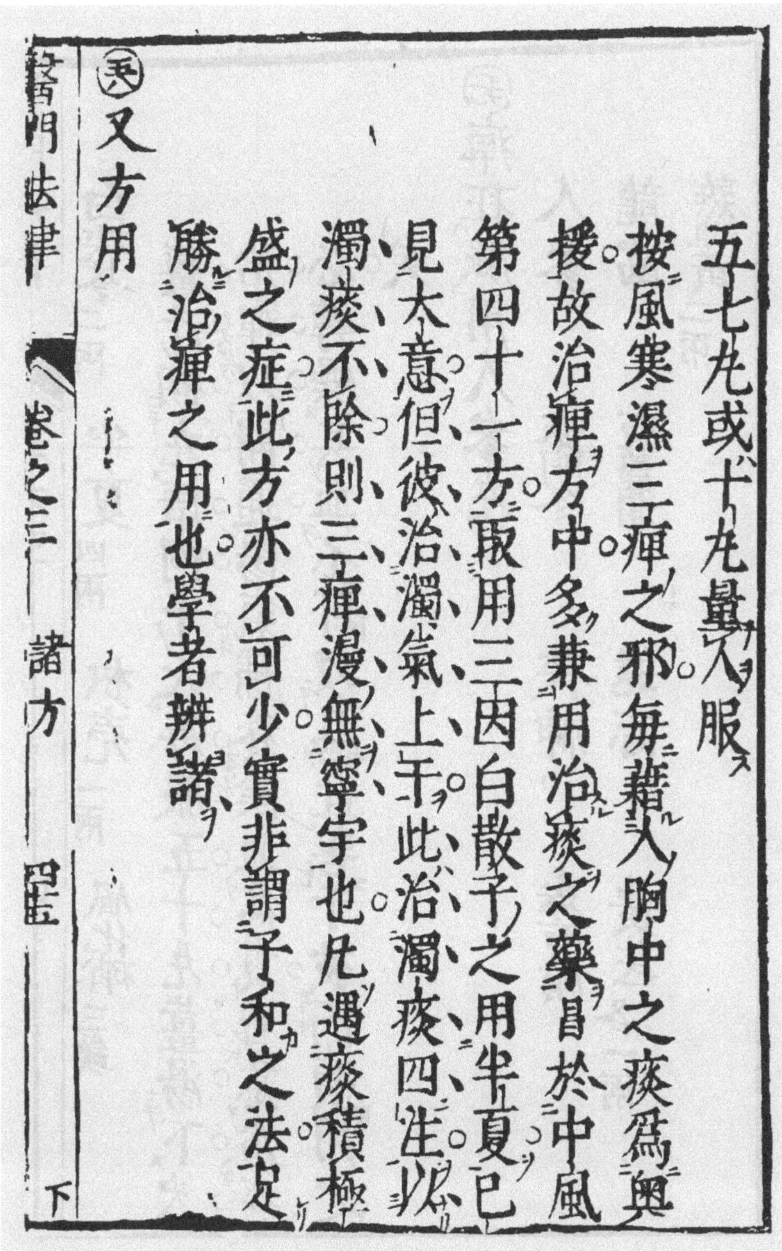

五七丸或十丸量入服

按風寒濕三痺之邪每藉入胸中之痰爲與援故治痺方中多兼用治痰之藥昌於中風第四十一方取用三因白散子之用半夏已見大意但彼治濁氣上干此治濁痰四注以濁痰不除則三痺漫無寧宇也凡遇痰積極盛之症此方亦不可少實非謂子和之法足勝治痺之用也學者辨諸

（五八）又方用

醫門法律　卷之三　諸方　四五　下

白茯苓二兩　半夏四兩　枳殼一兩　風化硝三錢

薑汁糊丸梧桐子大每服五十丸薑湯下

〇治痺以開通陽氣補養陰血爲貴蓋意治痰必轉燥其血不可以爲此善于彼而瀆用之矣〇

痺狂脈用人參丸

人參　麥門冬　茯神　赤石脂

龍齒　石菖蒲　遠志　黃芪各一兩

熟地黃二兩

右爲末煉蜜和搗五百杵爲丸梧桐子大每服三十丸食遠清米飲送下。

按心主脉。內經脉痹不已復傳於心。可見五藏各有所主各有所傳也。此方安心神補心血先事預防功効更敏。加當歸甘草薑棗粳米汁煎服更効。

(本)痺在胸用括蔞薤白半夏湯 治胸痺不得臥心痛徹背

括蔞實一枚搗 薤白三兩 半夏三兩 白酒四升

右四味同煮取一升五合分三服溫服半升一日服之

按胸痹之症人所通患仲景於金匱出十方以治之然不明言也蓋胸中如太空其陽氣所過如離照當空曠然無外設地氣一上則窒塞有加故知胸痹者陽不主事陰氣在上之候也仲景微則用薤白白酒以通其陽甚則用附子乾薑以消其陰以胸痹非同他患補天浴日在醫之手眼耳後世總不知胸痹

爲何病㫖特發明於乙集胸寒痺痛條下文學錢尊王胸中不舒者經年不能自名其狀頗以爲慮㫖投以薤白湯次日云一年之病一劑而頓除抑何神耶㫖不過以仲景之心法爲法耳何神之有然較諸家之習用白豆蔻廣木香訶子三稜神麴麥芽等藥坐耗其胸中之陽者亦相懸矣

㊅痺在胞用腎瀝湯原治胞痺小腹急痛小便赤澀

麥門冬　五加皮　犀角（鎊各一錢）杜仲
桔梗　麥蘖　木通（各一錢五分）桑螵蛸一箇
右水盞半加入羊腎一隻去脂膜切細竹瀝少許同煎一盞去滓空心頓服日再服一
方有桑皮無螵蛸
按此方名腎瀝者形容其胞中之氣痺而不化外腎之溺滴瀝不出之苦也乃因虚熱壅其膀胱肺氣不能下行所致桑皮桑蛸咸爲治肺而設此方大意聊見一斑不可誤認爲

其人內腎素虛而小便淋瀝也

（六三）痹在腸，用吳茱萸散。原治腸痹寒濕內搏腹痛滿氣急大便飧泄

吳茱萸湯泡焙乾　乾薑炮　甘草炙　肉豆蔻煨各五錢

砂仁　神麴　白朮各一兩　厚朴薑汁炒

陳皮　良薑

右為末每服一錢食前米飲下

按腸痹之證總關於脾胃寒邪濕邪先傷其太陰之脾風邪先傷其陽明之胃太陰傷故

腹滿陽明傷故飱泄內經謂胃風久蓄爲飱泄明非朝夕之故也脾胃有病三痺互結於腸此宜以辛辣開之非如胞痺爲膀胱之熱當用清凉之比矣

（六二）痺在筋用羚羊角散　原治筋痺肢節束痛

羚羊角　薄荷　附子　獨活

白芍藥　防風　川芎各等分

右水盞半薑三片煎七分服

按此方治筋痺之義美則美矣未盡善也以

七味各用等分，漫無君臣佐使之法耳。蓋筋痺必以舒筋爲主，宜倍用羚羊角爲君。筋痺必因血不榮養，宜以白芍、川芎，更加當歸爲臣。然恐羚角性寒，但能舒筋，不能開痺，必少用附子之辛熱爲反佐，更少用薄荷、獨活、防風，入風寒濕隊中，而爲之使可也。用方者必須識此。

（奇）痺在皮，用羌活湯　原治皮痺，皮中狀如虫走，腹脇脹滿，大腸不利，語不出聲。

羌活　細辛　附子泡去皮臍　沙參

羚羊角鎊　白朮　五加皮　生地黃

官桂　枳殼麩炒　麻黃去節　白蒺藜

杏仁　丹參　萆薢　五味子

石菖蒲　木通　檳榔　郁李仁泡去皮

赤茯苓各等分

右水盞半，薑五片，煎七分，不拘時溫服。

按：皮痹不已，傳入於肺，則製方當以清肺氣

爲主。此方雜沓，不適於用。今取沙參、羚羊角、

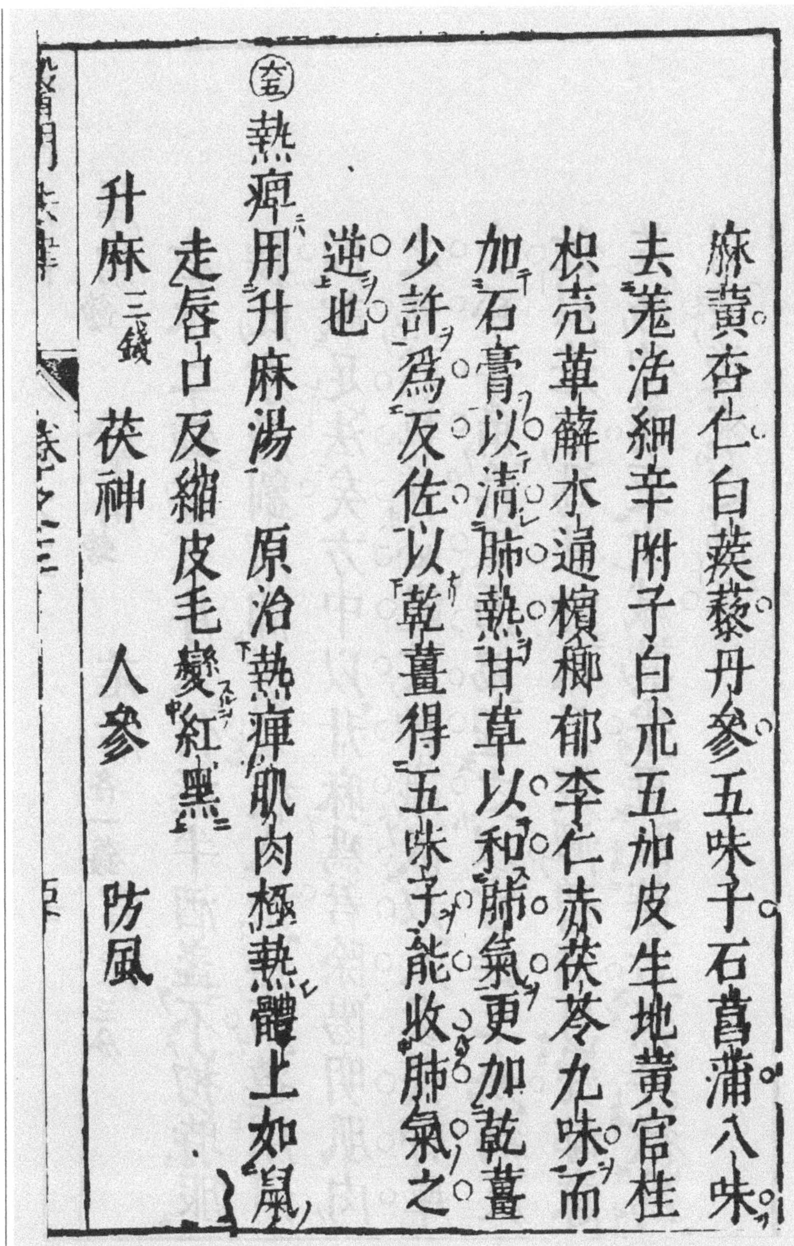

麻黄杏仁白蒺藜丹參五味子石菖蒲八味去羌活細辛附子白朮五加皮生地黄官桂枳壳萆薢木通檳榔郁李仁赤茯苓九味而加石膏以清肺熱甘草以和肺氣更加乾薑少許爲反佐以乾薑得五味子能收肺氣之逆也

（六五）熱痺用升麻湯　原治熱痺肌肉極熱體上如鼠走唇口反縮皮毛變紅黑

升麻三錢　茯神　人參　防風

犀角錢半　羚羊角錢半　羌活各一錢　官桂三分

右水二鍾薑三片入竹瀝半酒盞不拘時服

按此方乃劉河間所製後人治熱病遵用河間誠足法矣方中以升麻為君除陽明肌肉之熱然熱甚必亂其神識故以人參茯神犀角羚羊角為臣而協理之以官桂三分為反佐以羌防為使如秋月寒潭碧清可愛鄙意羌防使藥更少減其半匪故饒舌無非欲為引掖後來之助耳

㊅冷痺用巴戟天湯 原治冷痺脚膝疼痛行步艱難

巴戟天去心一錢 附子製 五加皮各七分 川牛膝酒炒一錢

石斛 甘草炙 萆薢 白茯苓

防風 防已各五分

右水二盞薑三片煎八分空心服

按冷痺之證其風寒濕三痺之氣皆挾北方寒水之勢直有溫之而不易熱者方中之用巴戟天爲君逞矣其附子加皮牛膝石斛茯

苓甘草。亦大小臣土之意。然不用當歸肉桂溫其血分。輔君之藥。尚有未切。萆薢反佐。防風防已爲使。則俱當也。

（卆七）心痺用犀角散。原治心痺。神恍惚。恐畏悶亂。不得睡。志氣不寧。語言錯亂。

犀角　羚羊角　人參　沙參

防風　天麻　天竺黃　茯神

升麻　獨活　遠志　麥門冬

甘草各一錢　龍齒　丹參各五分　牛黃

麝香　龍腦各一分

右爲末和諸藥重研令極細每服錢半不拘時麥門冬湯調下

按此散每服中腦麝纔得一厘五毫且有人參甘草和胃固氣庶幾可用然二物不過藉以通心開竅耳原不必多更減三之一爲長也

㊅肝痺用人參散原治肝痺氣逆胸鬲引痛睡臥多驚筋脈攣急此藥鎮邪

人參　黄芪　杜仲酒炒　酸棗仁微炒

茯神　五味子　細辛　熟地黄

川芎　秦艽　羌活各一兩　丹砂五錢另研

右爲極細末，入丹砂再研勻，每服一錢，不拘時調下，日二服。

按厥陰肝臟所主者血也，所藏者魂也。血痺不行，其魂自亂，今不通其血而但治其驚，此不得之數也。方中用參芪益氣以開血，當矣。其諸養血寧神鎮驚之藥多泯，而不切昌嘗製一方，以人參爲君，黄芪、肉桂、當歸、川芎爲臣，以代赭石之顓通肝血者，佐參芪之不逮，少加羌活爲使。蓋氣者血之天也，氣壯則血行，然必以肉桂、當歸大溫其血，預解其凝泣之勢，乃以代赭之重墜，直入厥陰血分者，開通其瘀壅，而用羌活引入風痺之所。緣厥陰主風，風去則寒濕自不存耳。錄出以質高明。

脾痺用溫中法麯丸　原治脾痺發咳嘔涎

法麯炒　麥芽炒　白茯苓　陳皮去白

厚朴製　枳實麩炒各一兩　人參　附子製

乾薑炮　當歸酒洗焙　甘草炙　細辛

桔梗各五錢　吳茱萸湯泡三錢

右爲細末煉蜜丸梧桐子大每服七八十丸食前熱水送下

按脾爲太陰之臟其痺必寒濕多而風少此方溫中理氣壯陽驅陰種種有法但既曰發咳嘔涎半夏似不可少

⑰肺痺用紫蘇湯　原治肺痺心膈窒塞上氣不下

紫蘇子炒　半夏製　陳皮去白各一錢　桂心

人參　白朮各五分　甘草二分

右水盞半，薑五片，棗二枚，煎七分，不拘時溫

服。

按：肺爲相傳之官，治節行焉，管領周身之氣，無微不入。是肺痺即爲氣痺明矣。蘇子雖能降氣，其力甚輕，且桂心、半夏之燥，人參、白朮之泥，俱非肺痺所宜。其陳皮雖能下氣，然必廣東化州所產，口中嚼試，其辣氣直入丹田

者爲貴今肆中藥無道地下氣亦非陳皮所勝矣夫心火之明尅肺金者人之所知而脾土之髒傷肺金者多不及察蓋飲食入胃必由脾而轉輸於肺倘脾受寒濕必髒隨食氣輸之於肺此濁氣干犯清氣之一端也肝之濁氣以多怒而逆干於肺腎之濁氣以多慾而逆干於肺三陰之邪以漸塡塞肺竅其節治不行而痺成矣開肺痺之法昌頗有寸長見寓意等集中茲不贅

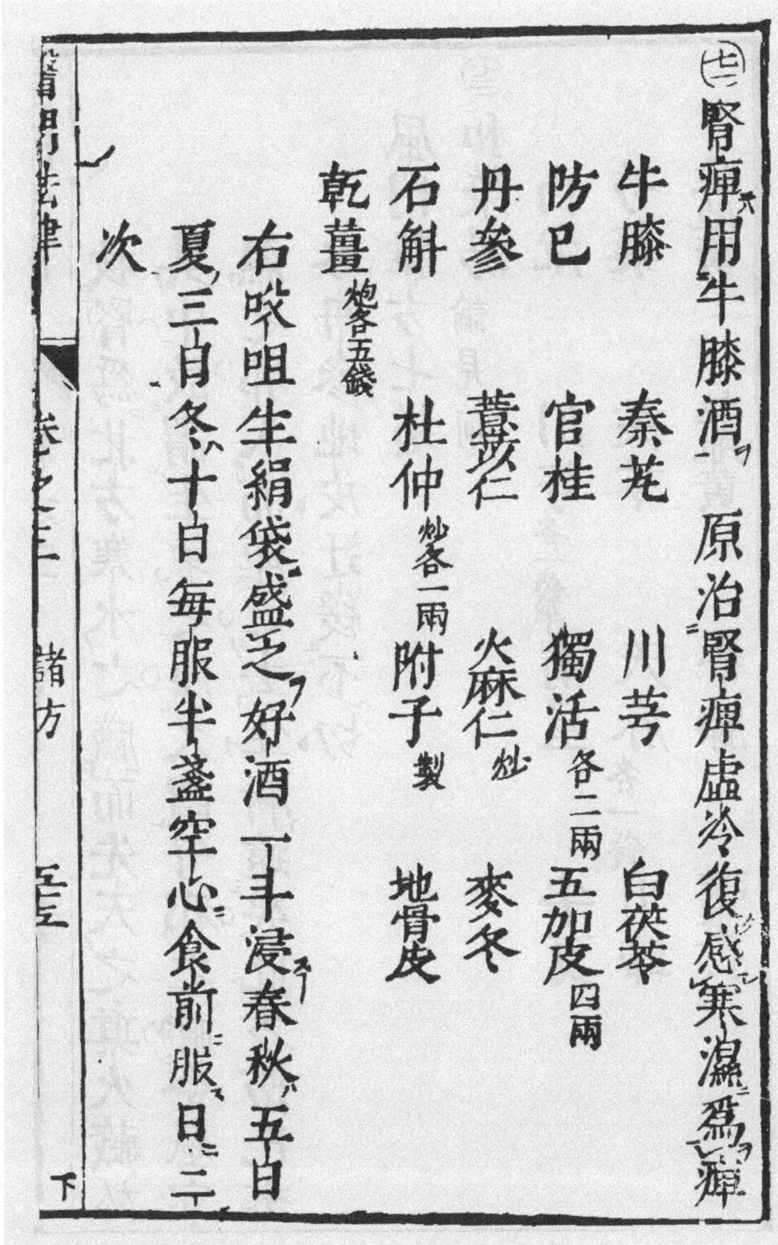

（七一）腎痺用牛膝酒 原治腎痺虛冷復感寒濕爲痺

牛膝　秦艽　川芎　白茯苓

防已　官桂　獨活各二兩　五加皮四兩

丹參　薏苡仁　火麻仁炒　麥冬

石斛　杜仲炒各一兩　附子製　地骨皮

乾薑炮各五錢

右㕮咀，生絹袋盛之，好酒一斗浸，春秋五日，夏三日，冬十日，每服半盞，空心食前服，日二次。

按腎為北方寒水之藏而先天之真火藏於其中故謂生氣之原又謂守邪之神今風寒濕之邪入而痺之去生漸遠矣此方防己麥冬丹參地皮迂緩不切

風門雜方七道

㊆和榮湯 論見前

白朮　川芎各一錢　南星　半夏

芍藥　茯苓　天麻各一錢　川歸

生地黃　熟地黃　牛膝　酸棗仁

全

黄芩・　橘紅各八分　羌活　防風

官桂各六分　紅花　甘草炙各四分　黄柏三分

水煎入竹瀝薑汁晨服

(七三)急風散　治新久諸瘡破傷中風項强背直口噤不語手足抽搐眼目上視喉中拽鋸及取箭頭

丹砂一兩　草烏三兩半生半燒存性米醋淬　烏頭生二錢五分與草烏同研末　麝香一錢另研

右爲細末和匀每服五分以酒下血止痛定如神出箭頭先進一服次以藥敷箭頭上

（十四）獨聖散　治破傷風久未愈手背強直牙關緊急立效

蟬蛻（去頭足淨五錢）

右爲末好酒一盞煎滾服之立甦

（十五）祛風九　易老方

黃芪　枳殼　防風　枸杞子

芍藥　甘草　地骨皮　生地黃

熟地黃

各等分蜜丸

四神丹東垣方

羌活　玄參　當歸　生地黃

各等分或煎或丸服

犀角湯千金方　治熱毒流於四肢歷節疼痛

犀角三兩　羚羊角一兩　前胡　黃芩

梔子仁　射干　大黃　升麻各四兩

新豆豉一兩

右方㕮咀每服五錢水二盞煎服

按此方壯火內熱熾盛者宜之腸胃弱者當

減去大黄勿用

㊅牛蒡子散 本事方

牛蒡子 炒　新豆豉　羌活 各三兩　生地黄 二兩半

黄芪 一兩半

右爲細末湯調二錢空心食前日三服

按此方不但不用烏附并不用麻桂苑沿血虚内熱熾盛而欲外解其勢宜倣此推之也

醫門法律卷之三終

# 醫門法律卷之四

西昌喻昌嘉言父著

## 熱濕暑三氣門

法二十五條　論三篇
律十一條

六氣春主厥陰風木秋主陽明燥金冬主太陽寒水各行其政惟春分以後秋分以前少陽相火少陰君火太陰濕土三氣合行其事是故天本熱也而益以日之暑日本烈也而載以地之濕三氣交動時分時合其分也以風動於中勝濕解蒸不覺其苦其合也天之熱氣下地之濕氣上人在氣交之

中受其炎蒸無隙可避多有體倦神昏肌膚疿起胸膺痤出頭面癤生者矣甚則消渴癰疽吐瀉瘧痢又無所不病矣其不能澹泊滋味屏逐聲色者且以濕熱預傷金水二臟爲秋冬發病之根故病之繁而且苛者莫如夏月爲最夫天氣無形之熱與地氣有形之濕交合而大生廣生之機益彰然殺機每伏於生機之內所稱移星易宿龍蛇起陸者即於夏月見之人身亦然內經運氣主病凡屬少陰君火即與太陰濕土一類同推不分彼此而

○太陰司天，濕淫所勝，平以苦熱，佐以酸辛，以苦燥之，以淡泄之。治濕之法，則然矣。下文即出治熱之法云：濕上甚而熱，治以苦溫，佐以甘辛，以汗爲故而止。可見濕淫而至於上甚，即爲熱淫，其人之汗必爲濕熱所鬱，而不能外泄，故不更治其濕，但令汗出如其故，常斯熱從汗散，其上甚之濕，即隨之俱散耳。觀於內經濕熱二氣合推，即以得汗互解妙義彰彰矣。

仲景以痓病、濕病、暍病，其爲太陽經外感之候者，合而名篇蓋痙爲熱病之最惡者而要皆爲濕熱之所釀正從三氣交動中會其微旨也然三氣雜病非傷寒之比者曷可枚舉但有一端爲時令所乘即當推三氣主病何有何無孰淺孰深以求確然之治如當風冒濕飲醇啖煿精津素虧熱毒內蘊濕邪久着之體發爲瘡瘍瘧痢黃癉腫滿消渴痿厥之病既有濕熱多寡之不同又有氣血虛實之各異向非深入軒岐仲景堂奥而取途於諸家之狹隘所稱活人手眼果安在哉故會三氣交病之

義以審脈辨證用方其於濕熱之孰多孰少治療之從上從下補救之先陰先陽纖悉畢貫矣不遵聖法而欲免過差其可得乎

金匱論痓病於風木主事之時蚤巳申不可汗下之戒云夫風病下之則痓復發汗必拘急見風與熱合而生病風則內應肝而主筋熱則內應心而主脈妄下損陰則筋失養而成痓妄汗損陽則脈失養而拘急矣至濕暍所釀之痓其不可汗下之意則爲少變雖時陽氣狂外既屢以發汗爲戒及過

無汗之剛痓又不得不用葛根湯取其微汗至於下法全不示戒且云可與大承氣湯其意甚微見身內之陰爲外熱所耗容有不得不下之證但十中不得一二終非可訓之定法略舉其端聽用者之裁酌耳然亦見風寒之邪中人不可妄用苦寒濕熱之邪中人不可妄用辛溫矣

論金匱治痓用括蔞根桂枝湯方○

本文云太陽病其證備身體強几几然脈反沉遲此爲痓括蔞根桂枝湯主之傷寒方中治項背几几

凡用桂枝加葛根湯矣。此因時令不同，故方亦少變。彼之汗出惡風，其邪在表；而此之太陽證罔不具備，其邪之亦在於表可知也。但以脈之沉遲，知其在表之邪爲內濕所持而不解，即係濕熱二邪交合，不當從風寒之表法起見，故不用葛根之發汗解肌，改用括蔞根味苦入陰，擅生津徹熱之長者爲君，合之桂枝湯和榮衛、養筋脈而治其痓，乃變表法爲和法也。

論金匱治痓用葛根湯方

本文云太陽病無汗而小便反少氣上衝胸口噤不得語欲作剛痙葛根湯主之傷寒論太陽篇中項背几几無汗惡風者用葛根湯此證亦用之者以其邪在太陽陽明兩經之界兩經之熱并於胸中必延傷肺金清肅之氣故水道不行而小便少津液不布而無汗也陽明之筋脈內結胃口外行胸中過人迎環口熱并陽明斯筋脈牽引口噤不得語也然剛痙無汗必從汗解況濕邪內鬱必以汗出如故而止故用此湯合解兩經之濕熱與風

寒之表法無害其同也

論金匱治痓用大承氣湯方○

本文云痓爲病胸滿口噤卧不着席脚攣急必齘齒可與大承氣湯仲景之用此方其說甚長乃死裏求生之法也靈樞謂熱而痓者死腰折瘈瘲齒齘也玆所云卧不着席卽腰折之變文脚攣急卽瘈瘲之變文且齘齒加以胸滿口噤上中下三焦熱邪充斥死不旋踵矣何以投是湯乎在傷寒證腹滿可下胸滿則不可下又何以投是湯乎須知

所謂胸滿不可下者，謂其邪尚在表，未入於裏，故不可下。此證入裏之熱，極深極重，匪可比倫。況陽熱至極，陰血立至消亡，即小小下之，尚不足以勝其陽、救其陰，故取用大下之方，以承領其一綫之陰氣。陰氣不盡為陽熱所刼，因而得生者多矣。可與一十字甚活，臨證酌而用之，初非定法也。既有下之重傷其陰之大戒，復有下之急救其陰之活法，學者欲為深造，端在斯矣。

痙病論

喻昌曰六經之邪至於成痙乃病證之最多最深最惡最易惑人者軒岐仲景奧中之奧後世罔解因至肆無忌憚鑿空妄譚此唱彼和夭枉接踵豈操生人之術以殺人耶雖辨之不蚤辨耳夫痙者強也後名為痓傳者之誤也素問謂諸痙項強皆屬於濕是病機顯主於濕矣千金推廣其義謂太陽中風重感寒濕則變痙見太陽中風身必多汗或衣被不更寒濕內襲或重感天時之寒地氣之濕因而變痙是合風寒濕三者以論痙矣金匱以痙濕暍名篇又合熱暑

濕三者言之。然所謂柔痓剛痓。未嘗不兼及風寒且亦云發汗過多因致痓。見夏月人本多汗。尤不可過發其汗也。古今言痓之書止此。後世王海藏論痓。知宗仲景。雖識有未充。要亦識大之賢矣。傷寒論載痓病五條。尚論篇中已明之。茲復詳金匱所增十條。其旨已悉。然終古大惑不立論以破其疑。心有未慊。誠以仲景論痓病所舉者太陽一經耳。後之治此病者。謂太陽行身之背。故頸項強背反張屬在太陽。而用金匱桂枝葛根二方。茫不應手。每歸咎仲景之未備不思外感六淫之邪，由太陽而傳六經，乃自然之行度。邪不盡傳即不已，故三陽三陰皆足致痙。仲景之書通身手眼，雖未明言，其隱而不發之旨，未嘗不躍然心目。如太陽之傳陽明，項背几几；少陽之頸項强，是知三陽皆有痙矣，而三陰豈曰無之？海藏謂三陽太陰皆病痙，獨不及少陰厥陰，云背反張屬太陽，低頭視下、手足牽引、肘膝相搆屬陽明，一目或左或右斜視、一手一足搐搦屬少陽，發熱脉沉細腹痛屬太陰，以防風當歸湯治太陽陽明發汗過多而致痙者以柴胡加防風湯治少陽汗後不解寒熱往來而成痙者雖不及少陰厥陰然其製附子散桂心白朮湯附子防風散意原有在觀其白朮湯下云上解三陽下安太陰一種苦心無非謂傳入少陰厥陰必成死證耳詎知傳經之邪如風雨之來而畫地以限其不至豈可得乎況足少陰厥陰之痙不死者亦多靈樞謂足少陰之經筋循脊內俠膂上至項與足太陽筋合其病在此爲主癇瘛及痙在外陽病者不能俛在內陰病者不能仰是則足少陰之藏與足太陽之府

兩相連絡而以不能俛者知爲太陽主外不能仰者知爲少陰主内其辨精矣素問亦謂太陽者一日而主外則二日陽明三日少陽之主外從可識矣少陰主内則太陰厥陰之主内從可識矣仲景之以頭強脊强不能俛者指爲太陽之痓原以該三陽也而其以身踡足踡不能仰者指爲少陰之痓以該三陰實所謂引而不發躍然心目者也素問謂腎病者善脹尻以代踵脊以代頭形容少陰病俛而不能仰之狀更著海藏謂低頭視下肘膝相搆正不能仰之陰病

反指爲陽明之痙。言殊有未確。況仲景謂少陰病下利。若利自止。惡寒而踡臥。手足温者。可治。又謂少陰病惡寒而踡。時自煩。欲去衣被者。可治。言可用温以治之也。然仲景於太陽證。獨見背惡寒者。無俟其身踡蚤巳。從陰急温。而預救其不能仰。於少陰證。而見口燥咽乾。及下利純青水者。無俟項背牽强。蚤巳從陽急下。而預救其不能俛。蓋藏陰之盛。府有先徵。府陽之極。入藏立槁。此皆神而明之之事。後代諸賢。非不心維其義。究莫能口讚一辭。亦可見由賢希聖升天之難若不肖者之涉誕則墜淵之易矣卽如小見之體脆神怯不耐外感壯熱多成痙病後世妄以驚風立名有四證生八候之鑿說實則指痙病之頭搖手勁者爲驚風之抽掣指痙病之卒口噤脚攣急者爲驚風之搐搦指痙病之背反張者爲驚風之角弓反張幼科翕然宗之病家坦然任之不治外淫之邪反投金石腦麝之藥千中千死而不悟也又如新產婦人血舍空虛外風襲入而成痙病仲景之所明言不肖者不顧悖聖輒稱產後驚風妄投湯藥亦千

中千死而不悟也目不惜金針度人其如若輩之不受度者轉生讎恨何哉可慨也已

## 痙脈論

喻昌曰痙證之顯者後世且并其名而失之況痙脈之微乎然而可得言也痙證異於常證痙脈必異於常脈是故體强其脈亦强求其柔軟和緩必不可得況强脈恒雜於陰脈之內所以沉弦沉緊邪深脈錮難於亟奪仲景謂脈陰陽俱緊亡陽也此屬少陰見非太陽之緊比也又謂少陰病脈緊至七八日脈暴

微手足反温脉緊反去者爲欲解可見痙證之欲解必緊實之脉轉爲微弱而現劇病之本象乃可漸返平脉不遽解也古今言痙證之及脉者莫知金匱然皆片詞居要非深明傷寒比類互推之法茫不知其立言之意故因論痙病而并及痙脉焉其曰太陽病發熱脉沉而細名曰痙爲難治以發熱爲太陽證沉細爲少陰脉陽病而得陰脉故難治也難治初非不治仲景治發熱脉沉原有麻黄附子細辛之法正當比例用之設仍用太陽之桂枝葛根二方則立剷孤

陽之根真不治矣以少陰所藏者精所宅者神精者陰也神者陽也凡見微脉即陽之微見細脉即陰之細微則易於亡陽細則易於亡陰此其所以難治也故病傳厥陰而少陰之精神未虧即無死證其厥逆下利煩躁脉微而死者究竟以厥陰而累少陰之絕耳此脉中之真消息凡病皆然不但為痓脉之金鍼也其曰太陽病其證備身體強几几然脉反沉遲此為痓雖亦陽證陰脉而遲與微細大有不同遲乃太陽滎血之陰受病故脉之朝於寸口者其來遲遲是

榮血不能充養筋脈而成痓但取益陰生津以和筋脈而不與少陰同法矣兩證之夾陰脈其辨如此其引脈經云痓家其脈伏堅直上下而復以按之緊如弦直上下行互發其義明伏非伏藏之伏按之可得即所謂沉也堅非漫無着落即緊如弦不爲指撓邪氣堅實也直上下行者督脈與足太陽合行於脊裏太陽邪盛督脈亦顯其盛緣督脈行身之背主脈行身之前如天地子午之位居南北之中故其脈見則直上直下脈經謂直上下行者督脈也見之則大人

癲小兒癇者是也惟其夾於沉脉之內重按始得所
以病癲癇及痙有非陽病可比若舉指即見直上直
下則病爲陽在其證登高踰垣勇力且倍平昔何至
攣縮若是耶痙證陰脉之似陽其辨又如此然在傷
寒誤發少陰汗者必動其血爲下厥上竭亡陰而難
治而痙病之誤發其汗者必動其濕濕雖陰類乃外
受之陰邪非身中陰血之比但所動之陽奔入濕中
爲濕所没而成滅頂之凶即是亡陽之變證仲景曰
其脉如蛇不言其證然未發汗之先已見惡寒頭搖

口噤背張脚攣幾幾陽之欲亡則發汗以後肉瞤筋惕舌卷囊縮背曲肩垂項似拔腰似折頸筋粗勁四末逆冷皆痙病之所畢具不待言矣第因發汗而動下焦之濕又因發汗逼令眞陽脫入濕中是則多汗亡陽之外更添亡陽一證所以形容其脈如蛇言脫出之陽本急疾親上輕矯若龍爲濕之遲滯所紲則如蛇行之象盡力奔迸究竟不能奮飛也此脈之至變義之至精而從來未解者也更有暴腹脹大者爲欲解脈如故反伏弦者痙之文不敘病之原委矣云

欲解如禪家半偈令人何處下参耶試一参之妙不容言矣蓋傷寒傳至厥陰有欲解者有過經不解者此之出欲解之證復出不解之脈始謂痙傳厥陰其經已盡解與不解辨其脈證而可知也欲解之證厥陰之邪必傳脾土尅其所勝腹當爲之暴脹本內經厥陰在泉民病腹脹之義以論證亦見厥陰不再傳太陽而但轉太陰邪欲解耳解則其脈必見微浮何以知之於傷寒厥陰中風脈微浮爲欲愈不浮爲未愈而知之也若脈仍陰象反見沉弦必自病其筋脈

而拘急成痓亦如過經之例未可定其解期矣至於論治六經皆有成法金匱但取太陽二方陽明一方爲例而厥陰之筋脉自病又必少陰之陽虛不能柔養筋脉所致所以脉反沉弦此當用温以救其陽也傷寒厥陰亡陽必顯內拘急之證內拘急者即靈樞在內者陰病不能仰之奧旨故知少陰主內厥陰之用温仍從少陰温之也又厥陰下利腹脹滿者仲景亦先温其裏病機雖云諸腹脹大皆屬於熱而暴腹脹大乃是少陰陽虛更兼陰盛故其腹之脹大不徐

而暴也陰故暴暴陽卽不暴故知厥陰亦從少陰之温法也不温則不但無解期且有死期矣昌特推原仲景以誘掖來學未知其能弋獲否也謹論

經曰傷於濕者下先受之言地濕之中人先中其履地之足然後漸及於上者也曰濕流關節言地濕之中人流入四肢百節猶未入於臟府者也曰陰受濕氣言地濕之中人已入於太陰脾土未入於陽明胃土者也曰濕上甚爲熱此則下受之濕襲入三陽胸背頭面之間從上焦之陽而變爲熱濕

者也濕至上焦而變熱其證夏月爲最多蓋夏月
地之濕氣上合於天之熱氣日之暑氣結爲炎蒸
人身應之頭面赤腫瘡癤叢生疫邪竊據其縣來
自非一日矣
諸家論濕但云濕流關節止耳至濕上甚爲熱之旨
從未言及今悉論之濕上甚爲熱内經豎一義云
汗出如故而止妙不容言蓋濕上甚爲熱即所謂
地氣上爲雲也汗出如故即所謂天氣下爲雨也
天氣下爲雨而地氣之上升者已解散不存矣治

病之機豈不深可會哉

濕上甚爲熱其人小便必不利葢膀胱之氣化先爲濕熱所壅而不行是以既上之濕難於下趨經又云治濕不利小便非其治也可見治上甚之濕熱利其小便即爲第二義矣然有陽實陽虛二候陽實者小便色赤而痛利其小便則上焦遏鬱之陽氣通其濕熱自從膀胱下注而出矣陽虛者小便色白不時淋滴而多汗一切利小水之藥即不得施若誤施之即犯虛虛之戒不可不辨也

金匱治上焦之濕本內經濕上甚爲熱之義而分輕重二證輕者但發熱面赤而喘頭痛鼻塞而煩邪在上焦裏無別病者但內藥鼻中搐去濕熱所釀黃水而已以鼻竅爲腦之門戶故即從鼻中行其宣利之法乃最神最捷之法也重者身熱足寒時頭熱面赤目赤皆濕上甚爲熱之明徵濕熱上甚故頭熱面赤目赤濕熱上甚故陽氣上壅不下通於陰而足寒自成無已謂是濕傷於下風傷於上仲景發明內經奧旨成土苴矣豈其不讀內經耶

豈風始生熱濕不生熱耶抑冬月傷寒已爲熱病豈夏月傷濕反不爲熱病耶詳仲景以上甚爲熱之重證發入痙病最重之條而不言其治豈欲於此微露一緘然而竿頭之步觀者得無望之却走乎內經原有上者下之之法邪從下而上必驅之使從下出一定之理也其證輕者裏無別病但搐其黃水從淸陽之鼻竅而下出則其重而裏多危證者必驅其黃水從前後二陰之竅而出所可意會也金匱於本文之下增若發其汗者二十四字

垂戒初不以下爲戒又可意會也但下法之難不
雅其所以不可汗之故卽不得其所以用下之權
仲景以其頭搖口噤背張幾幾陽之欲亡若更發
其汗重虛衞外之陽惡寒必轉甚若發汗已其脈
如蛇眞陽脫離頃刻死矣繇是推之濕上甚爲熱
之痙者非用下法雖以更生而下法必以溫藥下
之庶幾濕去而陽不隨之俱去耳此非無徵之言
也仲景卽於本篇申一義云下之額上汗出微喘
小便利者死豈非因下而幷奪其陽之大戒乎噫

嘻。此殆與性與天道同義矣。

論金匱治濕用麻黃白朮湯方○

本文云、濕家身煩疼、可與麻黃湯、發其汗爲宜、慎不可以火攻之。　此治熱濕兩停、表裏兼治之方也。身煩者熱也、身疼者濕也、用麻黃取微汗以散表熱、用白朮健脾以行裏濕、而麻黃得朮則雖發汗不至多汗、朮得麻黃并可行表裏之濕、下趨水道、又兩相維持也。傷寒失汗而發黃、用麻黃連翹赤小豆湯、分解濕熱、亦是此意。但傷寒無用朮之

法金匱復出此法又可見雖證脾濕内淫必以术爲主治矣

合論金匱治濕用桂枝附子湯、白术附子湯、甘草附子湯、三方

○凡夏月之濕皆爲熱濕非如冬月之濕爲寒濕也○而金匱取用附子之方不一而足者何耶宜乎據方推證者莫不指熱濕爲寒濕矣不思陽氣素虛之人至夏月必且益虛虛故陽氣不充於身而陰濕得以據之此而以治濕之常藥施之其虛陽必

隨濕而俱去，有死而已。故陽虛濕盛，舍助陽別無驅濕之法，亦不得不用之法耳。

桂枝附子湯○　白朮附子湯○

本文云：傷寒八九日，風濕相搏，身體疼煩，不能自轉側，不嘔不渴，脈浮虛而濇者，桂枝附子湯主之。若大便堅，小便自利者，去桂加白朮湯主之。

用桂枝附子，溫經助陽，固護表裏，以驅其濕。以其不嘔不渴，津液未損，故用之也。若其人大便堅，則津液不充矣；小便自利，則津液下走矣。故去桂枝之走津液而加白朮以滋大便之乾也此連下條甘草附子湯俱傷寒論太陽篇中之文也傷寒痙濕暍篇中不載而金匱痙濕暍篇中載之可見治風濕與治熱濕其陽虛者之用本方不當彼此異同矣而傷寒論但云若大便堅小便自利者去桂加白朮湯主之金匱重立其方且於方下云一服覺身痺半日許再服三服都盡其人如冒狀勿怪即是朮附並走皮中逐水氣未得除故耳成無已註傷寒於此條云

以桂枝散表之風附子逐經中之濕總不言及陽虛而昌詳複言之得此一段始爲有據其一服覺身痺者藥力雖動其濕而陽氣尚未充不便運旋也三服都盡陽氣若可行矣遍身如攢針之刺其濕而雖萃之狀尚若此金匱可謂善於形容矣不但此也人身藉有陽氣手持足行輕矯無前何至不能自轉側乎此豈可諉咎於濕乎即謂濕勝陽氣果安往乎況其證不嘔不渴其脈浮虛而濇陽虛確然無疑無已輒以治

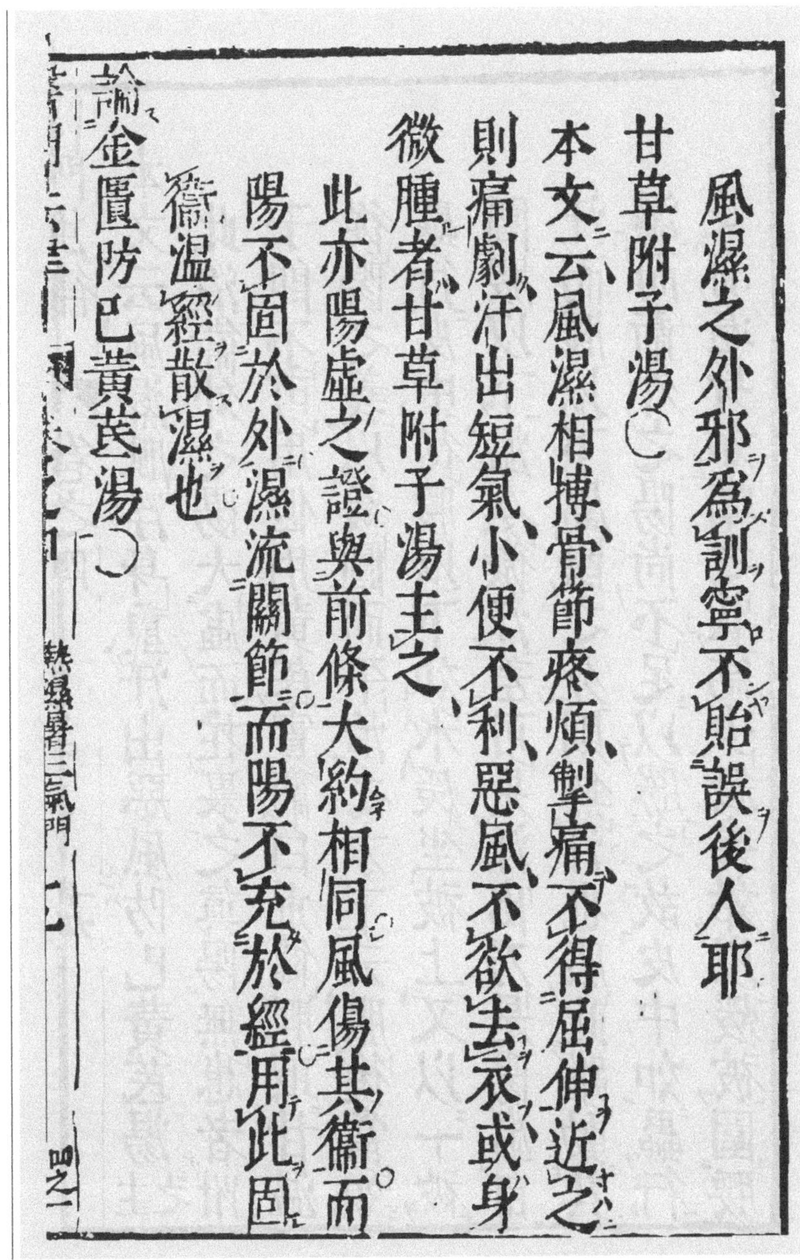

風濕之外邪爲訓寧不貽誤後人耶

甘草附子湯

本文云風濕相搏骨節疼煩掣痛不得屈伸近之則痛劇汗出短氣小便不利惡風不欲去衣或身微腫者甘草附子湯主之

此亦陽虛之證與前條大約相同風傷其衛而陽不固於外濕流關節而陽不充於經用此固衛溫經散濕也

論金匱防已黄芪湯

本文云風濕脉浮身重汗出惡風防已黄芪湯主之
此治衛外之陽大虚而在裏之真陽無患者附
子即不可用但用黄芪實衛白朮健脾取甘温
從陽之義以緩圖而平治之方下云服後當如
蟲行皮中從腰以下如氷煖坐被上又以一被
圍腰以下温令微汗差可見汗出乃是陽虚自
汗而腰以下屬陰之分則無汗也服此雖動其
濕而衛外之陽尚不足以勝之故皮中如蟲行
較前遍身如蝟之狀爲少殺矣姑以煖被圍腰

以下接令微汗以漸取差亦從下受者從下出之之法也

脾惡濕夏月濕熱相蒸多有發黃之候然與傷寒陽明瘀熱發黃微有不同彼屬熱多其色明亮此屬濕多其色黯晦

内經云濕勝爲着痹金匱獨以屬之腎名曰腎着云腎着之病其人身體重腰中冷如坐水中形如氷狀反不渴小便自利飲食如故病屬下焦身勞汗出衣裏冷濕久久得之腰以下冷痛腹重如帶五

千錢甘薑苓朮湯主之　此證乃濕陰中腎之外廓與腎之中藏無預者也地濕之邪着寒藏外廓則陰氣凝聚故腰中冷如坐水中實非腎藏之精氣冷也若精氣冷則膀胱引之從夾脊逆於中上二焦榮衛上下之病不可勝言今邪止着下焦飲食如故不渴小便自利且與腸胃之府無預況腎藏乎此不過身勞汗出衣裏冷濕久久得之但用甘草乾薑茯苓白朮甘溫從陽淡滲行濕足矣又何取暖胃壯陽爲哉　甘薑苓朮湯

内經病機十九條。叙熱病獨多。謂諸病喘嘔吐酸暴注下迫轉筋小便渾濁腹脹大鼓之有聲如鼓癰疽瘍疹瘤氣結核吐下霍亂瞀鬱腫脹鼻塞鼽衄血溢血泄淋閟身熱惡寒戰慄驚惑悲笑譫妄衄衊血汚皆屬於熱。劉河間逐病分註了明。所以後世宗之。故原病式不可不讀也。

雜病惡寒者乃熱甚於内也。經云惡寒戰慄者皆屬於熱。又云禁慄如喪神守皆屬於火。原病式曰病熱甚而反覺其寒。此爲病熱實非寒者是也。古人

遇戰慄之證有以大承氣湯下燥糞而愈者惡寒戰慄明是熱證但有虛實之分耳

雜病發熱者乃陰虛於下也經云陰虛則發熱夫陽在外爲陰之衛陰在內爲陽之守精神外馳嗜慾無節陰氣耗散陽無所附遂至浮散於肌表之間而惡熱也實非有熱當作陰虛治而用補養之法可也

東垣發熱惡熱大渴不止煩燥肌熱不欲近衣其脉洪大按之無力者或無目痛鼻乾者非白虎湯證

也此血虛發躁當以當歸補血湯主之又有火鬱而熱者如不能食而熱自汗氣短者虛也以甘寒之劑瀉熱補氣非如能食而熱口舌乾燥大便難者可用寒下之比

又有脚膝痿弱下尻臀皆冷陰汗臊臭精滑不固脉沉數有力為火鬱於內逼陰向外即陽盛拒陰當用苦寒藥下之者此水火徵兆之微脉證治例之妙取之為法

夏月火乘土位濕熱相合病多煩燥悶亂四肢發熱

或身體沉重走注疼痛皆濕熱相搏鬱而不伸故致熱也○

内經叙病機十九條而屬火者五謂諸熱瞀瘛暴瘖○冒昧躁擾狂越罵詈驚駭胕腫疼酸氣逆衝上禁慄如喪神守○嚏嘔瘡瘍喉痺耳鳴及聾嘔涌溢食不下目昧不明暴注瞤瘛暴病暴死皆屬於火○原病式解之甚詳○

丹溪曰相火易起五性厥陽之火相扇則妄動矣火起於妄變化莫測無時不有煎熬真陰陰虚則病

陰絶則死君火之氣經以暑與熱言之相火之氣經以火言之蓋表其暴悍酷裂有甚於君火者也然則厥陰風木之後少陽相火雖分主六十日而相火實隨觸而動四時皆然不定主於春夏之間矣但熱暑濕三氣交合而相火尤爲易動則有之也

黄連瀉心火黄芩瀉肺火芍藥瀉脾火柴胡瀉肝火知母瀉腎火此皆苦寒之味能瀉有餘之火耳若飲食勞倦内傷元氣火不兩立爲陽虚之病以甘

溫之劑除之如黃芪人參甘草之屬若陰微陽強相火熾盛以乘陰位日漸煎熬爲血虛之病以甘寒之劑降之如當歸地黃之屬若心火亢極鬱熱內實爲陽強之病以鹹冷之劑折之如大黃朴硝之屬若腎水受傷眞陰失守無根之火爲陰虛之病以壯水之劑制之如生地黃玄參之屬若右腎命門火衰爲陽脫之病以溫熱之劑濟之如附子乾薑之屬若胃虛過食冷物抑遏陽氣於脾土爲火鬱之病以升散之劑發之如升麻葛根之屬不

明諳此求爲大病施治何所依據耶

内經曰諸濕腫滿皆屬脾土原病式曰諸痙強直積飲痞膈中滿霍亂吐下體重胕腫肉如泥按之不起皆屬於濕脉經曰脉來滑疾身熱煩喘胸滿口燥發黄者濕熱脉洪而緩陰陽兩虚濕熱自甚脉洪而動濕熱爲痛也

内經因於濕首如裹丹谿解之甚明謂濕者土之濁氣首爲諸陽之會其位高其氣清其體虚故聰明係焉濁氣薰蒸清道不通沉重不利似乎有物蒙

之失而不治濕鬱爲熱熱留不去大筋䐜短者熱傷血不能養筋故爲拘攣小筋弛長者濕傷筋不能束骨故爲痿弱

因於氣爲腫王註亦明謂素常氣疾濕熱加之氣濕熱爭故爲腫也邪氣漸盛正氣漸微陽氣衰少致邪代正氣不宣通故四維發腫諸陽受氣於四肢也然則今人見膝間關節腫疼全以爲風治者豈不悮耶

濕病所主内傷外感不同況有寒濕風濕各異而發

月三氣雜合爲病不過大同小異多少先後之分耳。

人只知風寒之威嚴不知暑濕之炎暄感人於冥冥之中原病式云諸强迫積飲等症皆屬於濕或腫滿體寒而有水氣兼必小便赤少不通或濁是蓄熱入裏極深非病寒也

大抵治法宜理脾淸熱利小便爲上故治濕不利小便非其治也宜桂苓甘露木香葶藶木通治之守眞曰葶藶木香散下神芎丸此藥下水濕消腫脹

利小便，理脾胃，無出乎此也。腹脹脚腫甚者，舟車丸下之。濕熱內深，發黃，茵蔯湯下之，或佐以防已黄芪。當以脉證辨之，如脉滑數，小便赤澁，引飲者，皆宜下之也。

濕温之證因傷濕而復傷暑也治在太陰不可發汗汗出必不能言耳聾不知痛所在名曰重暍如此死者醫殺之也　詳見卷之一

中濕有與中風相似者其脉必沉濇沉細緊脾虛素多積痰偶觸時令濕熱內搏其痰必胸涎壅口眼喎邪半身不遂昏不知人其治亦在太陰若作中風治則脾氣立虧亦殺之也　暑風見本門後

風濕論

喻昌曰風也濕也二氣之無定體而隨時變易者也

濕在冬爲寒濕在春爲風濕在夏爲熱濕在秋爲燥濕以濕土寄王於四季之末其氣每隨四時之氣而變遷昌言之矣惟風亦然風在冬爲觱發之寒風春爲調暢之溫風在夏爲南薰之熱風在秋爲淒其之凉風內經謂風者百病之長其變無常者是也其中人也風則上先受之濕則下先受之俱從太陽膀胱經而入風傷其衛濕流關節風邪從陽而親上濕邪從陰而親下風邪無形而居外濕邪有形而居內上下內外之間邪相搏擊故顯汗出惡風短氣發熱

頭痛骨節煩疼身重微腫等證此固宜從汗解第汗法不與常法相同用麻黃湯必加白朮或加薏苡仁以去其濕用桂枝湯必去芍藥加白朮甚者加附子以溫其經其取汗又貴徐不貴驟驟則風去濕存徐則風濕俱去也其有不可發汗者緣風濕相搏多夾陽虛陽虛即不可汗但可用辛熱氣壯之藥扶陽以逐濕而已凡見短氣雖爲邪阻其正當慮胸中陽虛凡見汗出微喘雖爲肺氣感邪當慮眞陽欲脫明眼辨之必蚤也傷寒論中風濕相搏以冬寒而例三時

金匱痙濕暍篇中風濕相搏以夏熱而例三時其曰病者一身盡痛發熱日晡所劇者名風濕此病傷於汗出當風或久傷取冷所致豈非夏月當風取凉過久而閉其汗乎日晡所劇其病在陽明然與痙病之齘齒熱甚入深陽明可下之證不同此但可汗而不可下也何以言之內經謂太陰陽明爲表裏外合肌肉故陽受風氣陰受濕氣所以風濕客於太陰陽明即爲半表半裏而一身之肌肉盡痛即爲在表之邪未除故可汗而不可下也況人身之氣晝日行陽二

十五度平旦屬少陽日中屬太陽日西屬陽明日晡所剋邪在陽明而太陽少陽之氣猶未盡退故亦可汗不可下也觀金匱一則曰可與麻黃加朮湯發其汗爲宜慎不可以火攻之再則曰可與麻黃杏子薏苡甘草湯雖未言及不可下而其可汗不可下之意比例具見矣若下之則虛其胃氣而風邪下陷濕邪上湧其變不可勝言矣其濕流關節之痛脉見沉細者則非有外風與之相搏秪名濕痺濕痺者濕邪痺其身中之陽氣也利其小便則陽氣通行無礙而關

節之痺并解矣設小便利已而關節之痺不解必其人陽氣爲濕所持而不得外泄或但頭間有汗而身中無汗反欲得被蓋向火者又當微汗以通其陽也因風濕相搏之文錯見不一難於會通故并及之

暍者中暑之稱左傳蔭暍人於樾下其名久矣後世以動而得之爲中熱靜而得之爲中暑然則道途中暍之人可謂靜而得之耶動靜二字只可分外感內傷動而得之爲外感天日之暑熱靜而得之因避天日之暑熱而反受陰濕風露瓜果生冷所

傷則有之矣時令小寒大寒而人受之者爲傷寒
時令小暑大暑而人受之者即爲傷暑勞苦之人
淩寒觸暑故多病寒暑安養之人非有飲食房勞
爲之招寒引暑則寒暑無繇入也所以膏粱藜藿
東南西北治不同也
體中多濕之人最易中暑兩相感召故也外暑蒸動
內濕二氣交通因而中暑所以肥人濕多夏月百
計避暑反爲暑所中者不能避身之濕即不能避
天之暑也益元散驅濕從小便出夏月服之解暑

有自來矣然體盛濕多則宜之瘠瘦無濕之人津液爲時令所耗當用生脈散充其津液若用益元妄利小水竭其下泉枯槁立至況暑熱蒸動之濕卽肥人多有內夾虛寒因至霍亂吐瀉冷汗四逆動關性命者徒恃益元解暑驅濕反促其臟腑氣絕者比比可不辨而輕用之歟不特此也凡見汗多之體卽不可利其小便蓋胃中只此津液夫旣外泄又復下行所謂立匱之術也仲景名曰無陽其脈見短促結代則去生遠矣

中暑卒倒無知，名曰暑風。大率有虛實兩途：實者，痰之實也。平素積痰充滿經絡，一旦感召盛暑，痰阻其氣，卒倒流涎，此濕暍合病之最劇者也。宜先吐其痰，後淸其暑，猶易爲也。虛者，陽之虛也。平素陽氣衰微不振，陰寒久已用事，一旦感召盛暑，邪湊其虛，此濕暍病之得自虛寒者也。宜回陽藥中兼淸其暑，最難爲也。丹溪謂火令流金爍石，何陰冷之有？立言未免偏執，十中不無一二之誤也。夫峩嵋積雪，終古未消，豈以他山不然，遂謂夏月曠刹皆熱火乎人身之有積陰乃至湯火不能溫者何以異此內經謂無者求之虛者責之可見不但有者實者之當求責矣管見謂大黃龍丸有中暍昏死灌之立甦者非一徵乎間亦有中氣者為七情所傷陽氣厥無痰宜用蘇合香丸灌之許學士云此氣暴厥逆而然氣復即已雖不藥亦愈然甦後暑則宜清也

夏月人身之陽以汗而外泄人身之陰以熱而內耗陰陽兩俱不足仲景於中暍病禁用汗下溫鍼汗

則傷其陽下則傷其陰温鍼則引氷熱内攻故禁之也而其用藥但取甘寒生津保肺固陽益陰爲治此等關係最鉅今特挈出靈樞有云陰陽俱不足補陽則陰竭瀉陰則陽亡蓋謂陽以陰爲宅補陽須不傷其陰陰以陽爲根瀉陰須不動其陽夫既陰陽俱不足則補瀉未可輕言纔有補瀉必造其偏如重陰重陽之屬其初不過差之毫釐耳所以過用甘温恐犯補陽之戒過用苦寒恐犯瀉陰之戒但用一甘一寒陰陽兩無偏勝之藥清解暑

熱而平治之所以爲百代之宗也

合論金匱治暍用白虎加人參湯瓜蒂湯二方

金匱治暍病止出二方一者白虎加人參湯顓治其熱以夏月之熱淫必僭而犯上傷其肺金耗其津液用之以救肺金存津液也孫思邈之生脉散李東垣之清暑益氣湯亦既祖之矣一者瓜蒂散顓治其濕以夏月之濕淫上甚爲熱亦先傷其肺金故外漬之水得以聚於皮間皮者肺之合也用以搐其胸中之水或吐或瀉而出則肺氣得以不

壅而皮間之水得以下趨也何後人但宗仲景五苓散爲例如河間之通苓散子和之桂苓甘露飲非不得導濕消暑之意求其引伸瓜蒂湯之制以治上焦濕熱而清夫肺金則絕無一方矣故特舉二方合論其義見無形之熱傷其肺金則用白虎加人參湯救之有形之濕傷其肺金則用瓜蒂湯救之各有所主也二方傷寒痓濕暍篇中不載金匱痓濕暍篇中復出之金鍼暗度宜識之矣

白虎加人參湯（）　本文云太陽中熱者暍是也

其人汗出惡寒，身熱而渴，白虎加人參湯主之。本方之義已見，尚論一百一十三方中，茲再詳之。夏月汗出惡寒者，衛氣虛也；身熱而渴者，肺金受火尅而燥渴也。内經曰：心移熱於肺，傳爲鬲消。消亦渴也。心火適王，肺金受制，證屬太陽，然與冬月感寒之治不同，用此湯以救肺金，是爲第一義矣。

瓜蒂湯◎　本文云：太陽中暍，身疼重而脉微弱，此以夏月傷冷水，水行皮中所致，一物瓜蒂湯主之。變散爲湯，而去赤小豆、酸漿水，獨用瓜蒂一味，煎服，搐去胸中之水，則皮中之水得以俱出也。搐中有宣泄之義，汗如其故，不復水漬皮間矣。此即內經以水灌汗，乃至不復汗之證。仲景會其意，言中暍者兼乎中濕，有所祖也。然亦行皮中，何以脈見微弱耶？蓋中暍脈本虛弱，而濕居皮膚，內合於肺，阻礙榮衛之運行，其脈更見微弱也。暍脈虛弱，按之無力；濕脈微弱，舉之不利。濕與暍合之脈，則舉按皆不利也。揔

去其水而榮衛通肺氣行舉指流利即濕去之徵撥之有力即暍解之徵一物之微其功效之神且捷者有如此矣

水行皮中乃夏月偶傷之水或過飲冷水或以冷水灌汗因致水漬皮中遏鬱其外出之陽以故身熱疼重用瓜蒂一物驅逐其水則陽氣行而遏鬱之病解矣凡形寒飲冷則傷肺乃積漸使然此偶傷之水不過傷肺所合之皮毛故一搐即通并無藉赤小豆酸漿水之羣力也即是

推之久傷取冷如風寒雨露從天氣而得之者皆足遏鬱其上焦之陽又與地氣之濕從足先受宜利其小便者與治矣可無辨歟

夏月卒倒不省人事名曰暑風乃心火暴甚暑熱乘之令人噎悶昏不知人然亦有他藏素虛暑得深中者但不似心藏之篤耳如入肝則眩暈頑痺入脾則昏睡不覺入肺則喘滿痿躄入腎則消渴雖當補益與清解兼行然必審其屬於何藏用藥乃得相當也

傷暑之脈内經曰脈虚身熱得之傷暑甲乙經曰熱傷氣而不傷形所以脈虚者是也若難經曰其脈浮大而散殊有未然夫浮大而散乃心之本脈非病脈也仲景不言但補其偏曰弦細芤遲芤即虚豁也弦細遲即熱傷氣之應也其水行皮中之脈則曰微弱見脈爲水濕所持陽氣不行也統而言之曰虚分而言之曰弦細芤遲微弱其不以浮大之脈混入虚脈之中稱爲病暑之脈慮何周耶

日中勞役而觸冒其暑者此宜清涼解其暑毒如白

虎湯、益元散、黄連香薷飲、三黄石膏湯之類、皆可取用也。

深居廣廈、襲風凉、飡生冷、遏抑其陽而病暑者、一切治暑清凉之方、即不得徑情直施。如無汗、仍須透表以宣其陽。如吐利急、須和解以安其中。甚者少用温藥以從治之。故月暑之霍亂吐瀉、以治暑為主。避暑之霍亂吐瀉、以和中温中為主。不可不辨也。

元豐朝立和劑局、萃集醫家經驗之方、於中暑一門、獨詳。以夏月暑證、五方歷試見聞廣耳。其取用小半夏茯苓湯不治其暑顧治其濕又以半夏茯苓少加甘草名消暑丸見消暑在消其濕名正言順矣其香薷飲用香薷扁豆厚朴爲主方熱盛則去扁豆加黄連爲君治其心火濕盛則去黄連加茯苓甘草治其脾濕其縮脾飲則以脾爲濕所浸淫而重濡於扁豆葛根甘草中佐以烏梅砂仁草菓以快脾而去脾所惡之濕甚則用大順散來復丹以治暑證之多瀉利者又即縮脾之意而推之也其枇杷葉散則以胃爲濕所竊據而濁穢故用香

薷枇杷葉丁香白茅香之辛香以安胃而去胃所惡之臭甚則用冷香飲子以治暑證之多嘔吐者又即枇杷葉散而推之也醫者於熱濕虛寒淺深緩急間酌而用之其利溥矣而後來諸賢以益虛繼之河間之桂苓甘露飲五苓三石意在生津液以益胃之虛子和之桂苓甘露飲用人參葛根甘草藿香木香益虛之中又兼去濁或用十味香薷飲於局方五味中增人參黃芪白朮陳皮木瓜益虛以去濕熱乃至東垣之清暑益氣湯人參黃芪

湯又補中實衛以去其濕熱肥白內虛之人勿論中暑與否所宜類服者也中暑必顯燥煩熱悶東垣倣仲景竹葉石膏湯之制方名清燥湯仍以去濕為首務夫燥與濕相反者也而清燥亦務除濕非東垣具過人之識不及此矣又如益元散之去濕而加辰砂則并去其熱五苓散之去濕而加人參則益虛加辰砂減桂則去熱白虎湯加人參則益虛加蒼朮則勝濕合之局方則大備矣然尚有未備焉昌觀暑風一證其卒倒類乎中風而不可

從風門索治百十一選方雖有大黃龍丸初不爲暑風立法管見從而贊之曰有中暍昏死灌之立甦則其方亦可得治暑風之一斑矣儻或其人陰血素虧暑毒深入血分進以此丸寧不立至危殆乎艮方復有地榆散治中暑昏迷不省人事而欲死者但用平常凉血之藥清解深入血分之暑風艮莫艮於此矣後有用之屢效而美其名爲潑火散者知言哉夫中天火運流金爍石而此能潑之豈見暑風爲心火暴甚煎熬陰血舍清心凉血之外

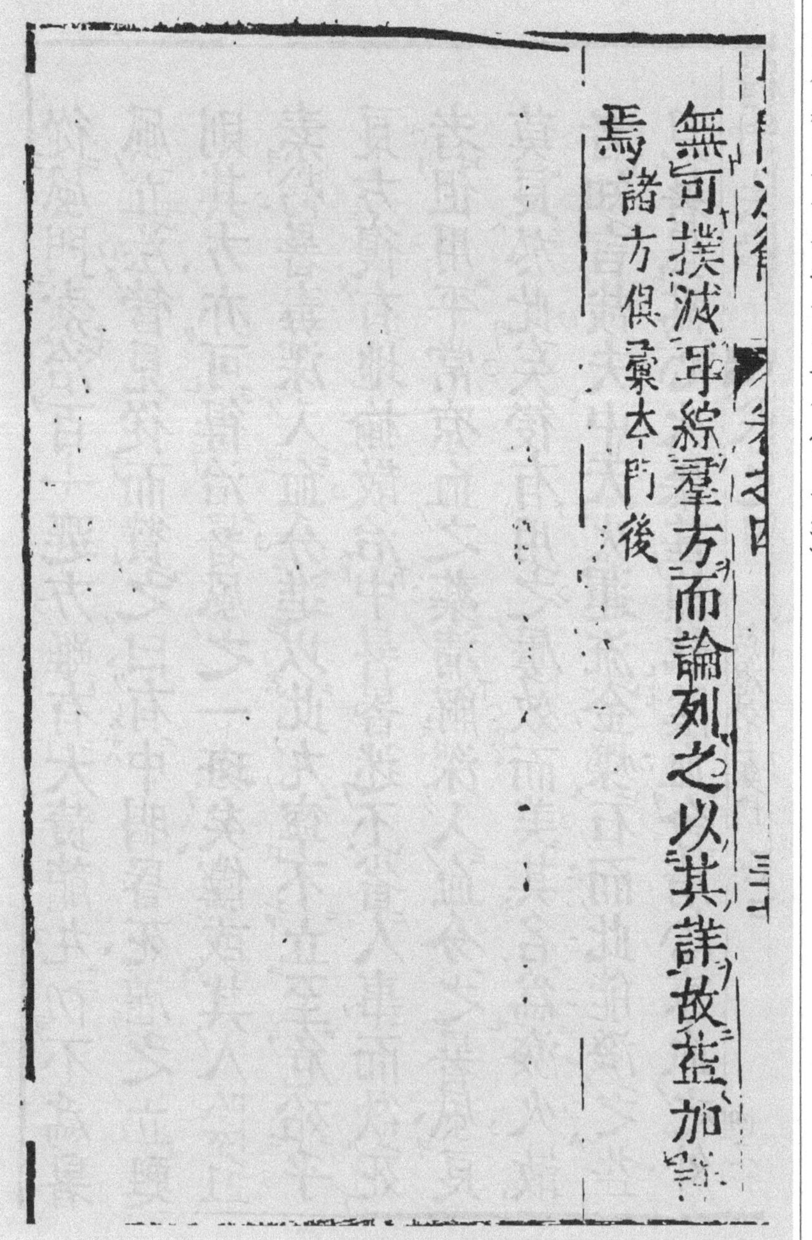

無可撲滅耳綜羣方而論列之以其詳故兹加詳焉諸方俱彙本門後

## 律十一條

凡治痙病，不察致病之因，率爾施治，醫之罪也。

因者，或因外感大淫，或因發汗過多，或因瘡家誤汗，或因風病誤下，或因灸後火熾，或因陰血素虧，或因陽氣素弱，各各不同。不辨其因，從何救藥耶？

凡治痙病，不深明傷寒經候、脈候，妄肩其任者，醫之罪也。

不知邪在何經，則藥與病不相當；不知脈有可據，則藥徒用而無濟。故痙病之壞，不出亡陰亡陽兩途。亡陰者，精血津液素虧，不能榮養其筋脈此宜急救其陰也亡陽者陽氣素薄不能充養柔和其筋脈此宜急救其陽也陰已虧而復補其陽則陰立盡陽已薄而復補其陰則陽立盡不同傷寒經候脈理則動手輒錯何可自貽冥報耶

凡治小兒痙病妄稱驚風名色輕用鎮驚之藥者立殺其兒此通國所當共禁者也　小兒不耐傷寒壯熱易至昏沉郎於其前放銃吶喊有所不知妄投驚風輕施鎮墜勾引外邪深入內藏千中千死從來有一救者通國不爲共禁寧有底止哉

凡治產後瘈病、妄稱產後驚風、輕用鎮驚之藥者、立殺其婦。此庸工所當知警者也。產後血舍空虛、外風易入。仲景謂新產亡血虛多汗出喜中風。故令病痙。後賢各從血舍驅風成法可遵。非甚不省者、必不妄用鎮驚之藥。不似小兒驚風之名貽害千古。在賢智且不免焉。茲約通國共爲厲禁革除驚風二字、不許出口入耳。凡兒病發熱昏沉、務擇傷寒名家、循經救治、百不失一。於以打破小兒人鬼關、人天共快也。

醫門法律　卷之四

凡治濕病禁發其汗而陽鬱者不微汗之轉致傷人醫之過也　濕家不可發汗以身本多汗易至亡陽故濕溫之證誤發其汗名曰重暍此爲醫之所殺古律垂戒深矣其久冒風凉恣食生冷以至以水灌汗遏抑其陽者不微汗之病無從解內經謂當暑汗不出者秋成風瘧亦其一也不當汗者反發其汗當微汗者全不取汗因壹廢食此之謂矣

一治濕病當利小便而陽虛者一槩利之轉致殺人醫之罪也　濕家當利小便此大法也而眞陽素

虚之人汗出小便滴瀝正泉竭而陽欲出亡之象若以爲濕熱恣膽利之眞陽無水維附頃刻脫離而死矣此法所不禁中之大禁也

凡治中濕危篤之候即當固護其陽若以風藥勝濕是爲操刃即以温藥理脾亦爲待斃醫之罪也人身陽盛則輕矯濕盛則重着乃至身重如山百脉痛楚不能轉側此而不用附子回陽勝濕更欲何待在表之濕其有可汗者用附子合桂枝湯以驅之外出在裏之濕其有可下者用附子合細辛

大黄以驅之下出在中之濕則用附子合白朮以溫中而燥其脾今之用白朮而雜入羌防枳朴梔檳等藥且無濟於事況用檳榔滑石舟車導水濬川等法乎

凡治中暑病不辨外感內傷動靜勞逸一槩襲用成方者醫之罪也　傷寒夾陰誤用陽且湯得之便厥傷暑夾陰誤用香薷飲入喉便嗜後賢於香薷飲中加人參黄芪白朮陳皮木瓜兼治內傷誠有見也而不辨證者之貽誤寧止此乎

凡治中暑病不兼治其濕者醫之過也
熱蒸其濕是爲暑無濕則但爲乾熱而已非暑也
故肥人濕多即病暑者多瘦人火多即病熱者多
凡治中暑病遇無汗者必以得汗爲正若但清其內
不解其外醫之罪也　中暑必至多汗反無汗者
非因水濕所持即爲風寒所閉此宜先散外邪得
汗已方清其內若不先從外解則清之不勝清究
成瘧痢等患貽累無窮
凡治中暑病無故妄行溫補致令暑邪深入逼血妄

行醫之罪也　暑傷氣纔中即懨懨短息有似乎虛故清暑益氣兼而行之不知者妄行溫補致令暑邪深入血分而成衂瘀即遇隆冬大寒漫無解期故熱邪誤以溫治其害無窮也

## 熱暑濕三氣門諸方

痓病廿方　熱病十五方　濕病十五方　暑病卅二方

○栝蔞根桂枝湯方　金匱方　論具本門前

栝蔞根二兩　桂枝三兩　芍藥三兩

甘草二兩　生薑三兩　大棗十二枚

右六味以水九升煮取三升分溫三服取微汗

汗不出食頃食熱粥發之○

按此方原是不欲發汗之意以夏月縱不得汗○

服藥亦易透出也○若服此食頃不得汗當食熱

粥發之所以桂枝有汗能止無汗能發也然旣以括蔞根爲君當增之桂枝爲臣當減之大約括蔞根三錢桂枝一錢五分芍藥二錢甘草一錢五分生薑三片大棗二枚無汗發以熱粥連服三劑可也益濕持其汗或兼微受風寒營衛不和設不用此通其營衛則未痙者成痙已痙者難愈矣凡用古方分兩當倣此裁酌

○葛根湯方金匱方　論具本門中

葛根四兩　桂枝三兩　麻黃三兩

芍藥二兩　甘草二兩　生薑三兩

大棗十二枚

右七味㕮咀，以水一斗，先煑麻黄、葛根，減二升，去沫，内諸藥，煑取三升，温服一升，覆取微似汗，不須啜粥，餘如桂枝湯方法及禁忌。

按：此方爲夏月傷寒脉緊發熱無汗者而設。仲景云：夏月脉洪大者，是其本位，若其人病苦頭疼，發熱無汗者，須發其汗，亦此意也。然身纔有潤，便撤其覆，勿令汗出爲節可矣。

○大承氣湯方 金匱方　論具本門

大黄 四兩酒洗　厚朴 半斤炙去皮　枳實 三枚炙

芒硝 一合

右四味以水一斗先煮二味取五升去滓内大黄煮取二升去滓内芒硝更上火微一二沸分溫再服得下止服

按此治痙病之極重難返死裏求生之法在邪甚而正未大傷者服此十有九活所以仲景著之為法也

○麻黄加獨活防風湯 治剛痓

麻黄去節 桂枝各一兩 芍藥三兩

甘草半兩 獨活 防風各一兩

右剉細每服一兩用水二鍾煎至一鍾半溫服

按此方乃後人假托仲景之名而立以治風濕相搏骨節煩疼無汗而成剛痓者然無引及服法殊不精詳當知葛根湯方內去葛根加獨活防風與此無二但引及服法詳明耳

○海藏神术湯 治內傷冷飲外感寒邪而無汗者

蒼朮製　防風各二兩　甘草一兩炒

右㕮咀加葱白生薑同煎服如太陽證發熱惡寒脉浮而緊者加羌活二錢太陽脉浮緊中帶弦數者是兼少陽加柴胡二錢太陽脉浮緊帶洪者是兼陽明加黄芩二錢婦人加當歸或加木香湯或加藁本湯如乳吹煎成調六一散三五錢

按此海藏得意之方也以治春夏外感寒邪内傷生冷發熱而無汗者即瘂病亦可用之蓋不

欲淺識者輕以麻黃桂枝之熱傷人也夫麻黃桂枝過濕熱時令原不敢輕用即有宜用之證十中不過一二而已昌明仲景不得不表揚海藏之功

○海藏白术湯 治內傷冷物外感風寒有汗者

白术三兩 防風二兩 甘草一兩炙

右㕮咀每服三錢水一盞薑三片煎至七分溫服一日止用一二服待二三日漸漸汗少爲解

按一十术最能行濕夏月分有汗無汗用之所以

爲神

○海藏白术湯加藥法上解三陽下安太陰

白术如欲汗之解用蒼术　防風各一兩

右㕮咀水煎至七分溫服若發熱引飲者加黃芩甘草若頭疼惡風者加羌活散羌活一錢五分川芎七分五釐細辛五分是也若身熱目痛者加石膏湯石膏二錢半知母八分白芷一錢是也腹中痛者加芍藥湯芍藥二錢桂枝一錢是也往來寒熱而嘔者加柴胡散柴胡二錢半

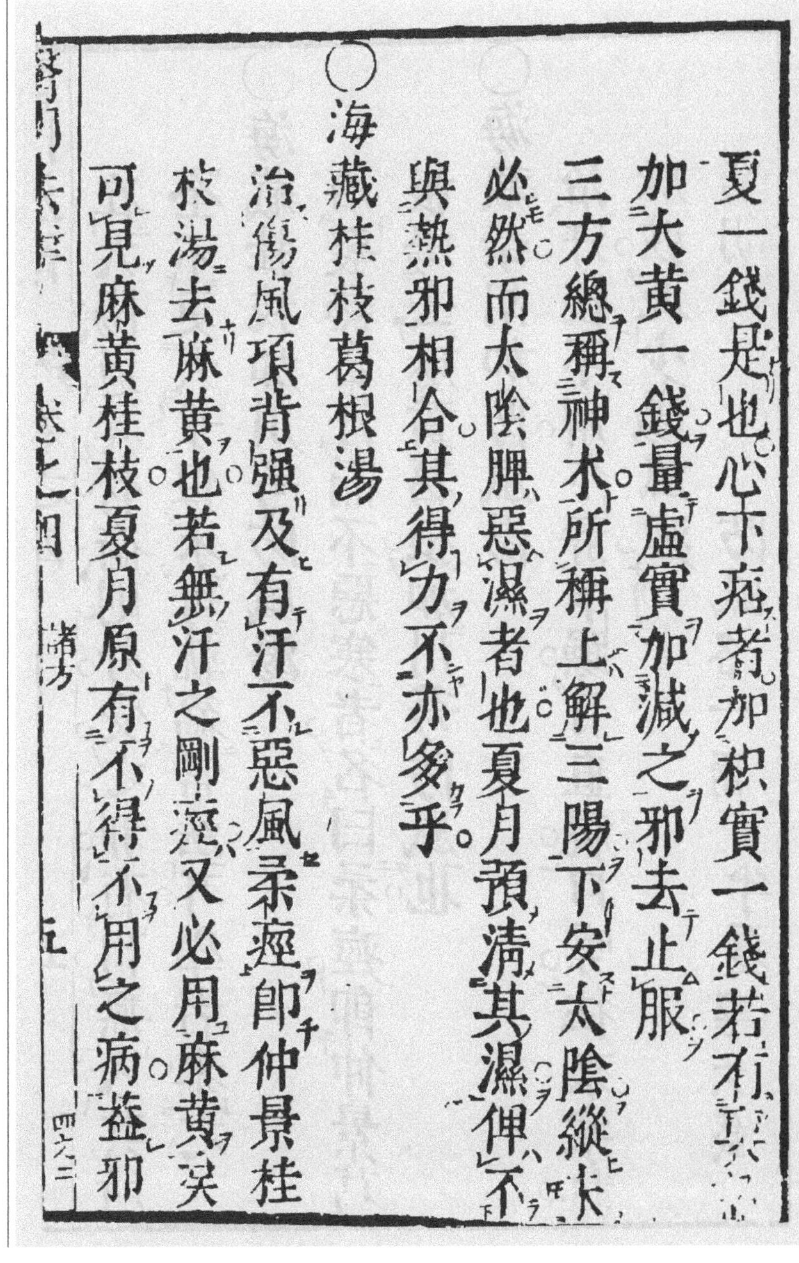

夏一錢是也心下痞者加枳實一錢若有[illegible]加大黃一錢量虛實加減之邪去止服三方總稱神术所稱上解三陽下安太陰縱未必然而太陰脾惡濕者也夏月預清其濕俾不與熱邪相合其得力不亦多乎○

○海藏桂枝葛根湯

治傷風項背强及有汗不惡風柔痓即仲景桂枝湯去麻黃也若無汗之剛痓又必用麻黃矣可見麻黃桂枝夏月原有不得不用之病兹邪

在太陽過其營衛則外受之邪有出無入其所全不更大芎但未可執爲常法耳學者參之

○海藏桂枝加川芎防風湯

治發熱自汗而不惡寒者名曰柔痓即仲景桂根湯去麻黃葛根加川芎防風也

○海藏柴胡加防風湯

治汗後不解乍靜乍躁目直視口噤往來寒熱脉弦此少陽風痓

柴胡　防風各一兩　半夏製六錢

人參　黄芩各五錢　生薑

甘草各六錢五分　大棗三枚

每服一兩水三盞煎二盞半去查溫服

○海藏防風當歸湯

治發汗過多發熱頭面搖卒口噤背反張者太陽兼陽明也宜去風養血

防風　當歸　川芎　地黄各一兩

每服一兩水三盞煎至二盞溫服

按痓病本太陽經病太陽日久勢必傳遍六經

然必兼乎太陽二方治太陽兼少陽太陽兼陽明論證頗詳超越尋常萬萬惜其於三陰之痓獨詳太陰連出五方似欲推及少陰厥陰而未明言觀其後三方項下云手足厥冷筋脉拘急意可識矣然終是三陰混同立治未有精詳且三陰經既有陰痓矣又豈無陽痓耶此等處今尚論篇三陰經細察自爲得師可矣

○海藏八物白术散

治傷寒陰痓三日不面腫手足厥冷筋脉拘急汗

不出恐陰氣内傷

白术　茯苓　五味子各半兩

桂心三分　麻黄半兩　良薑一分

羗活半兩　附子三分

每服四錢水一大盞薑五片同煎至五分去滓

温服無時

按此方乃太陽兼三陰之證治也

○海藏桂枝加芍藥防風防已湯

治發熱脉沉而細者附太陰也必腹痛

桂枝一兩半　防風　防已各一兩
芍藥二兩　生薑一兩半　大棗六枚
每服一兩水三盞煎至一盞半去滓溫服亦宜
服小續命湯
按脉沉而細末是太陰確證少陰亦有發熱者
服此方及小續命湯恐有不對

○海藏附子散
治傷寒陰痓手足厥冷筋脉拘急汗出不止頭
項强直頭搖口噤

桂心三錢　附子一兩炮　白朮一兩

川芎三錢　獨活半兩

每服三錢水一盞棗一枚煎至五分去查溫服

○海藏桂心白朮湯

治傷寒陰痙手足厥冷筋脉拘急汗出不止

白朮　防風　甘草

桂心　川芎　附子各等分

每服五錢水二十鍾生薑五片棗二枚同煎至七

分去查溫服

○海藏附子防風散

治傷寒陰痓閉目合面手足厥逆筋脉拘急汗出不止

白术一兩　防風　甘草

茯苓　附子　乾薑各七錢五分

柴胡　五味各一兩　桂心半兩

每服三錢生薑四片同煎去查溫服

按三方俱用白术在內原爲太陰而設然俱云汗出不止則陽亡於外津亡於內方中每兼表

散，何耶？況筋脉拘急，全賴陽氣以柔和之，陰津以灌潤之，方中兩不相照，殊有未到也。

羚羊角散　此四方另選附益

治傷寒陽痙，身熱無汗，惡寒，頭項強直，四肢疼痛，煩躁心悸，睡卧不得。

羚羊角屑　犀角屑　防風

茯神　柴胡　麥門冬

人參　葛根　枳殼

甘草炙，各二錢　石膏　龍齒各五錢

五分

右㕮咀每服五錢水一鍾煎至五分去查溫服不拘時

按此方治陽痓深得清解之法

〔一〕麥門冬散

治傷寒陽痓身體壯熱項背強直心膈煩燥發熱惡寒頭面赤色四肢疼痛

麥門冬　地骨皮　麻黄去節

赤茯苓去皮　知母　黄芩

赤芍藥　白蘚皮　杏仁去皮尖麩炒

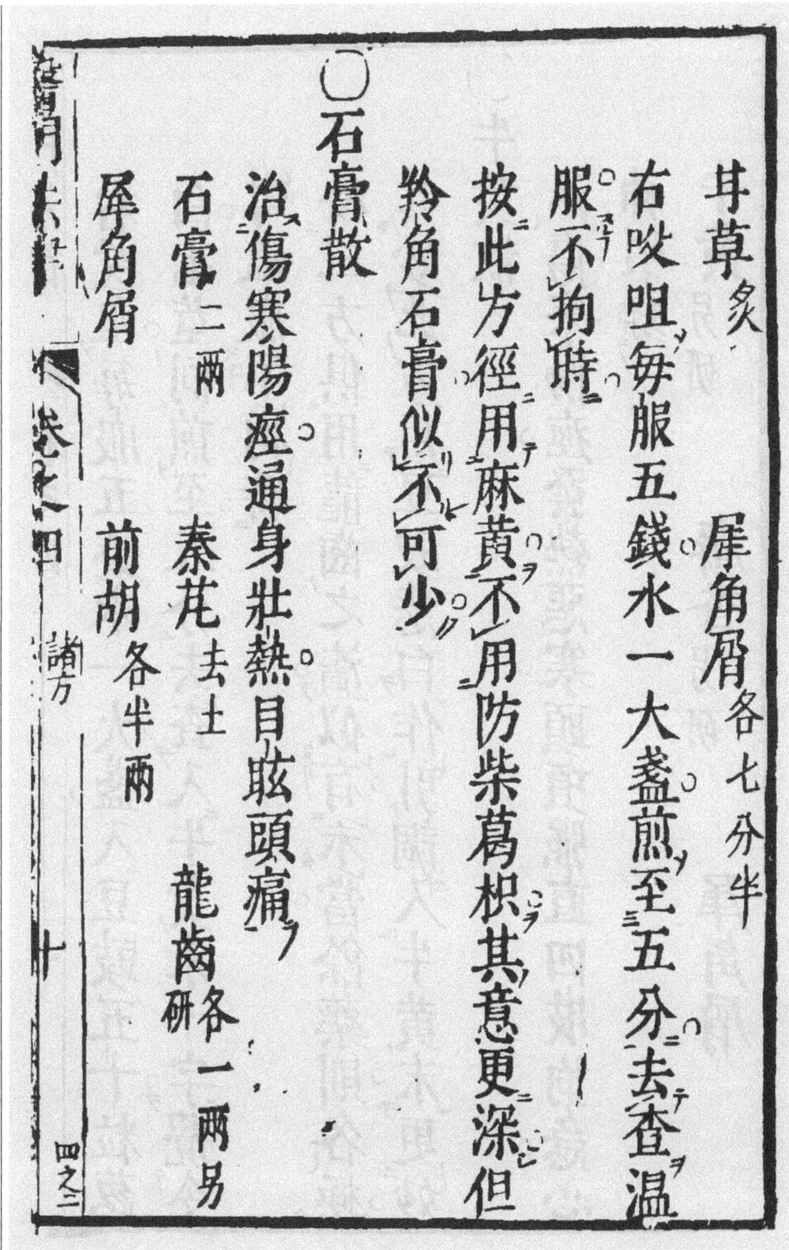

甘草炙　犀角屑各七分半

右㕮咀每服五錢水一大盞煎至五分去查溫服不拘時

按此方經用麻黃不用防柴葛根其意更深但羚角石膏似不可少

〇石膏散

治傷寒陽痙通身壯熱目眩頭痛

石膏二兩　秦艽去土　龍齒研各一兩另

犀角屑　前胡各半兩

右㕮咀每服五錢水一大盞入豆豉五十粒葱白七莖同煎至五分去查入牛黃末一字攪令勻溫服不拘時

按三方俱用龍齒之濇似有未當餘藥則各極其妙此方用豆豉葱白作引調入牛黃末更妙

〔一〕牛黃散

治傷寒陽痓發熱惡寒頭項強直四肢拘急心神煩躁

牛黃另研　麝香另研　犀角屑

朱砂水飛 人參 赤茯苓

防風 芎藭 甘草

麥門冬 桂心 地骨皮

天麻各二錢半

右為細末研勻每服二錢竹瀝調下不拘時

撥發熱惡寒之證邪在經絡此一方直攻神明

何耶即謂邪入心胞用犀羚牛黃足矣何并硃

砂麝香而用之毋乃開門延寇乎

○海藏愈風湯 一名舉卿古拜散

治一切失血筋脉緊急産後與汗後搐搦

荆芥爲細末

先以炒大豆黄卷以酒沃之去黄卷取清汁調前末三五錢和渣服之輕者一服重者二三服即止氣虛者忌服童便調亦可

按此海藏治風入血分之方與痙病無涉然而金匱有垂戒二條云夫風病下之則痙復發汗必拘急又云瘡家雖身疼痛不可發汗汗出則痙設使不發汗但用此方治之亦何遽成痙病

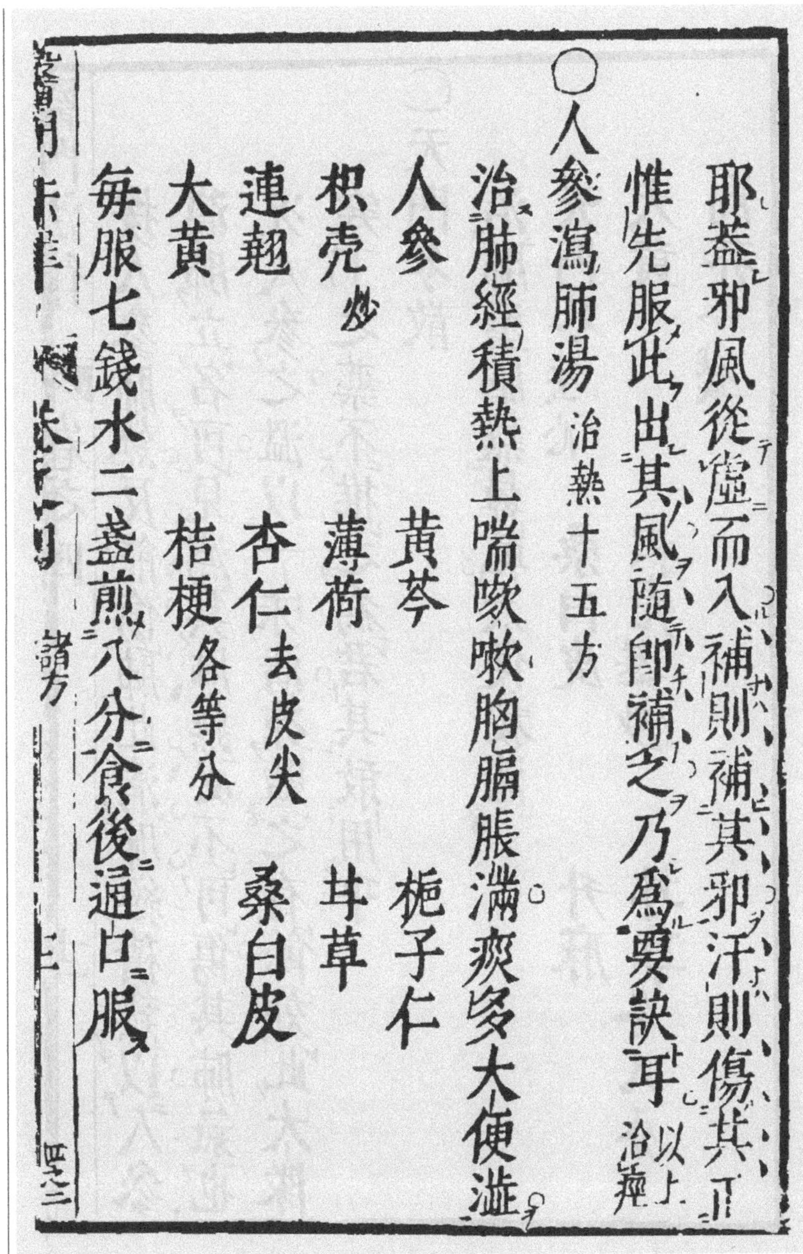

耶盖邪風從虚而入補則補其邪汗則傷其正惟先服此出其風隨即補之乃爲要訣耳以上治瘧

○人參瀉肺湯治熱十五方

治肺經積熱上喘欬嗽胸膈脹滿痰多大便澁

人參　黄芩　梔子仁

枳殼炒　薄荷　甘草

連翹　杏仁去皮尖　桑白皮

大黄　桔梗各等分

每服七錢水二盞煎八分食後通口服

按人參肺熱反能傷肺此清肺經積熱以人參瀉肺立名可見瀉其肺熱必不可傷其肺氣也況人參之溫以一味清凉監之有餘如此太隊寒下之藥不推之爲君其敢用乎

〔〕天門冬散

治肺壅腦熱鼻乾大便秘澁

天門冬去心　桑白皮　升麻

大黄　枳殻麸炒　甘草各八分

荆芥一錢

水二盞煎八分食後溫服

按此方藥味較前少減然用升麻且升且降以散上焦壅熱可取。

半夏湯

治膽熱精神不守熱泄

半夏麯　黄芩　軍薑炮

遠志去心　茯苓　生地黄各八分

黍米一合　酸棗仁微炒研八分

長流水二十盞煎八分食後溫服

按此方雖曰治胆熱尚有未備如柴胡人參青黛羚羊角猪胆汁之屬加入一二味爲切

赤茯苓湯

治膀胱實熱小便不通口苦舌乾咽腫不利

赤茯苓　猪苓　葵子

枳實　瞿麥　木通

黄芩　車前　滑石

甘草各等分

水二盞薑三片煎八分食前服

按此方不清肺熱頷利小便且有降無升上竅不開徒開其下是名霸道是爲劫法庸醫多蹈此

### 龍腦雞蘇丸

除煩熱鬱熱肺熱咳嗽吐血鼻衄血崩消渴驚悸解酒毒膈熱口臭口瘡清心明目

薄荷葉一兩六錢　生地黄六錢浸汁　麥門冬四錢

蒲黄炒　阿膠炒各二錢　黄芪一錢

人參　木通各二錢　甘草一錢半

銀柴胡同木通浸二日取汁又熬膏

右為末，用蜜三兩煉過，後下地黃汁等藥熬成膏，丸如梧桐子大，每服二十丸，嚼碎湯送下。

按：此丸兩解氣分血分之熱，有益無損，宜常製用之。

○利膈散

治脾肺大熱，虛煩上壅，咽喉生瘡。

雞蘇葉　荊芥穗　防風

桔梗　牛蒡子炒　人參

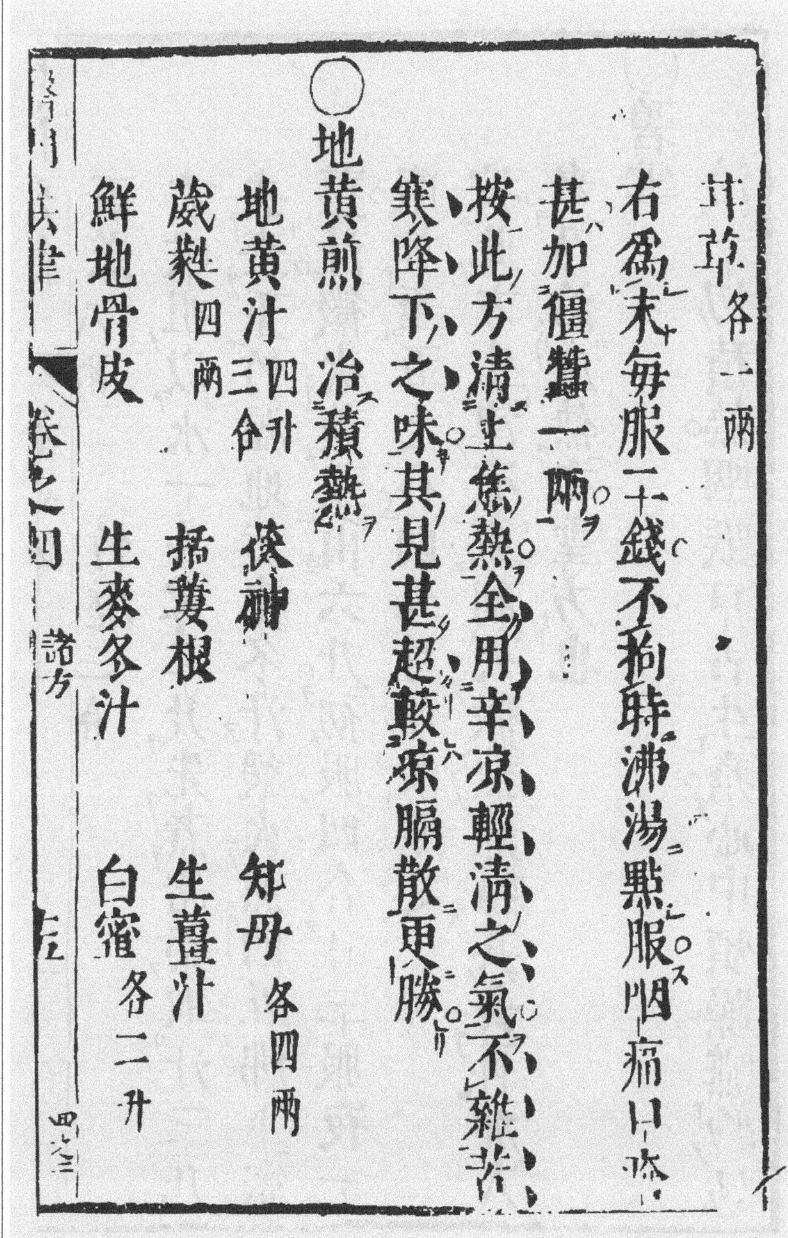



甘草各一兩

右爲末，每服二十錢，不拘時，沸湯點服。咽痛日久，甚加僵蠶一兩。

按：此方清上焦熱，全用辛涼輕清之氣，不雜苦寒降下之味，其見甚超，較涼膈散更勝。

○地黄煎　治積熱。

地黄汁四升三合　茯神　知母各四兩

葳蕤四兩　栝蔞根　生薑汁

鮮地骨皮　生麥冬汁　白蜜各二升

石羔八兩　竹瀝三合

右㕮咀以水一斗零二十升先煮諸藥取汁三升去滓下竹瀝地黃麥冬汁緩火煎四五沸下徐蕢汁微火煎至六升初服四合日三服夜一服加至五七合四五月作散爆之

按此方生津涼血制火微熱兼滋其長再加人參乃治虛熱之聖方也

（一）碧雪

治一切積熱咽喉口舌生瘡心中煩躁燋渴[illegible]

隔致咽閉壅塞及天行時熱發強昏憒

甘硝　朴硝　硝石

馬牙硝　青黛　石膏

寒水石　水飛甘草各等分

右將甘草煎湯二升，去查，却入諸藥再煎，用柳木棍不住手攪，令消溶得所，却入青黛和勻，傾入砂盆內，候冷結凝成霜，研爲細末，每用少許含化，津嚥不拘時候。如覺喉壅閉塞，不能吞物者，即以小竹筒吹藥入喉中，即愈。

按此方做紫雪之制而不用黄金犀羚等貴重之藥亦爲簡便

○消毒犀角飲

治大人小兒内蘊邪熱痰涎壅盛腮項結核口舌生瘡及遍生瘡癤已潰未潰並宜服之

犀角磨汁　防風各一錢　鼠粘子炒二錢

荆芥穗一錢　甘草炙錢半

水二盞煎一盞食後温服

按此方顓清上焦蘊熱與利膈散畧同彼可多

服此可暫服耳

四物二連湯

治血虛虛勞發熱五心煩熱晝則了明夜則發熱

當歸　生地黃　白芍藥各一錢

川芎　黃連　胡黃連各八分

水盞半加薑煎

四順清涼引子

治血熱壅實面赤蘊結煩悶

大黄　赤芍藥　當歸

甘草各一錢

水盞半煎八分食遠溫服

按二十方清血分之熱然惟實熱可用虛熱則不宜用恐傷其胃也

○牛黄膏

治熱入血室發狂心熱不認人者

牛黄一錢　朱砂　鬱金各三錢

腦子五分　甘草　牡丹皮各三錢

右爲末煉蜜丸皁角子大新汲水化下

按此方乃清鎭安神之劑熱由心胞襲入神明不得已而用之也

○楊氏秦艽扶羸湯

治肺痿骨蒸成勞或嗽或寒或熱聲啞不出體虛自汗四肢倦怠

柴胡二錢　人參　鱉甲炙

秦艽　當歸　地骨皮各一錢半

半夏　紫苑　甘草一錢

右㕮咀水煎服

按此治少陽經久熱成勞氣血兩治之法

○局方當歸補血湯

治肌熱躁熱目赤面紅煩渴引飲晝夜不息其脉洪大而虚重按全無此脉虚血虚也若誤服白虎湯必死宜此主之

黃芪　當歸

右㕮咀水煎

按此足三陰血分之病若以肺氣虚熱白虎湯

法施之則脾氣從之下溜轉促其陰之亡耳蓋不病深之人服藥中窾未必効一不當而追之不及矣可不辨哉。

再按人身熱病最多蓋素蘊之熱挾天時之熱而橫發耳是則胃氣清和遇暄熱而不覺其熱者乃為平人迨至積熱既久然後治之已為未等況於藥不對病乎所以肥人之病多因血肉過盛而積飲食之熱瘦人之病因津液素衰而生火炎之熱治肥人之熱慮虛其陽治瘦人之

熱慮虛其陰未可執方妄施矣茲所錄方各宜自爲推廣至表裏之熱及升陽滋陰等法各有顓方此不及

再按太陽實熱腹脹不通口舌生瘡有生薑瀉心湯一法大奇用生薑橘皮竹茹黃芩梔子仁白朮各三兩桂心一兩茯苓芒硝各二兩生地黃十兩㕮咀入大棗煎分服一兩益必陰虛血燥火熱難伏爲從治耳因推金匱腎氣丸童子亦可服附桂者不過從治法虛熱得除可多服哉以上治瘧熱

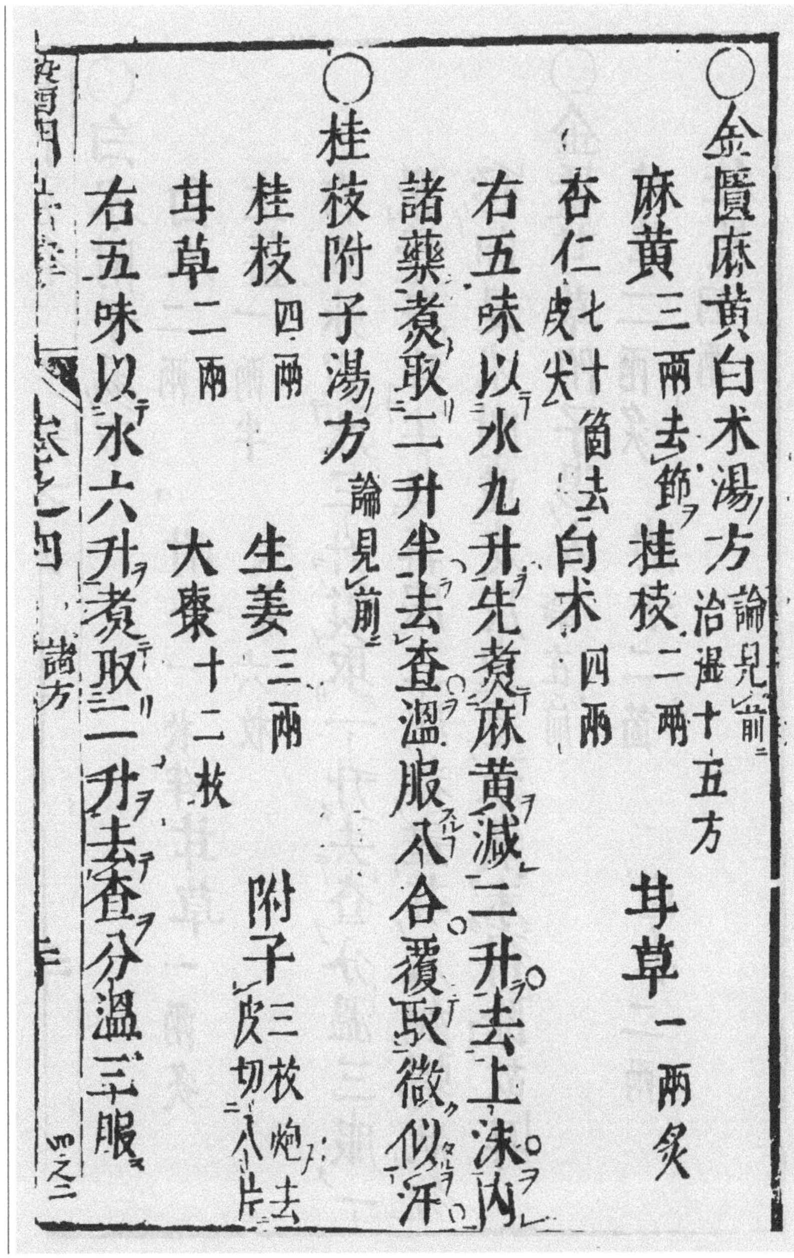

○金匱麻黄白朮湯方 論見前 治濕十五方

麻黄三兩去節 桂枝二兩 甘草一兩炙

杏仁七十箇去皮尖 白朮四兩

右五味以水九升先煮麻黄減二升去上沫内諸藥煮取二升半去滓溫服八合覆取微似汗

○桂枝附子湯方 論見前

桂枝四兩 生薑三兩 附子三枚炮去皮切八片

甘草二兩 大棗十二枚

右五味以水六升煮取二升去滓分溫三服

〇白术附子湯方

白术二兩　附子一枚炮　甘草一兩炙

生薑一兩半　大棗六枚

右五味以水三升煮取一升去滓分溫三服一服覺身痹半日再服三服都盡其人如冒狀勿怪即是术附並走皮中逐水氣未得除故耳

〇金匱甘草附子湯方　論在前

甘草二兩炙　附子二箇　白术二兩

桂枝四兩

右四味以水六升煮取三升去滓溫服一升日三服初服得微汗則解能食汗出復煩者服五合恐一升多者服六七合為妙

○金匱麻黄杏子薏苡甘草湯方

病者一身盡痛發熱日晡所劇者名風濕此病傷於汗出當風或久傷取冷所致也可與麻黄杏子薏苡甘草湯

麻黄去節四兩炮　甘草一兩炙　薏苡仁半斤

杏仁七十粒去皮尖炒

右剉麻豆大每服四錢七水盞半煮八分去查
温服有微汗避風

○金匱防已黄芪湯

防已 一兩　甘草 半兩炒　白朮 七錢半
黄芪 一兩二錢

右剉麻豆大每抄五錢七生薑四片大棗一枚
水盞半煎八分去查温服良久再服喘者加麻
黄半兩胃中不和者加芍藥三分氣上冲加桂
枝三分下有沉寒者加細辛三分服後當如虫

行皮中從腰下如冰幾坐被上又以一被繞腰以下溫令微汗差

○和劑五積散

治感冒寒邪頭疼身痛項背拘急惡寒嘔吐或有腹痛又治傷寒發熱頭疼惡風無問內傷生冷外感風寒及寒濕客於經絡腰脚痠疼及婦人經血不調或難產並治

白芷　茯苓　半夏湯洗七次

當歸　川芎　甘草炒

肉桂　芍藥各三兩　枳殼麩炒
麻黃去節　陳皮去白各六兩　桔梗十二兩
厚朴薑炒　乾薑炮各四兩　蒼朮米泔浸去皮廿四兩
右㕮咀每服四錢水一盞薑三片葱白三根煎
七分熱服冒寒用煨薑挾氣加茱萸婦人調經
催生加艾醋
按此一方能治多病粗工咸樂用之而海藏云
麻黃桂芍甘草即各半湯也蒼朮甘草陳皮厚
朴即平胃散也枳殼桔梗陳皮茯苓半夏即枳

桔二陳湯也。又川芎當歸治血兼乾薑厚朴散氣此數藥相合為解表温中泄濕之劑去痰消痞調經之方雖為內寒外感表裏之分所制實非仲景表裏麻黃桂枝薑附之的方也。主積冷嘔泄時疫項背拘急加葱白豆豉厥逆加呉茱萸寒熱咳逆加棗婦人難產加醋始知用之非一途也。惟知活法者其擇之由海藏所云觀之可見裏急者治先其裏表急者治先其表毋取於兩頭忙矣。

○活人敗毒散

羌活　獨活　前胡　柴胡

芎藭　枳殼　白茯苓　桔梗

人參已上各一兩　甘草半兩

右爲細末每服二錢水一盞入生薑三片煎至
七分溫服或沸湯點亦得治傷寒瘟疫風濕風
眩拘踡風痰頭疼目眩四肢痛增寒壯熱項强
睛疼及老人小兒皆可服或瘴煙之地或瘟疫
時行或人多風痰或處卑濕脚弱此藥不可缺

也日二三服以知爲度煩熱口乾加黃芩

昌鄙見三氣門中推此方爲第一以其功之著

也雷公問黃帝曰三陽莫當何謂也帝曰三陽

并至如風雨如霹靂故人莫能當也然則夏月

三氣聚合其爲病也豈同一氣之易當乎人感

三氣而病病而死其氣互傳乃至十百千萬則

爲疫矣倘病者日服此藥二三劑所受疫邪不

復留於胸中詎不快哉方中所用皆辛平更以

人參大力者負荷其正驅逐其邪所以活人百

千萬億奈何庸醫俗子往往減去人參不用曾與衆方有別而能活人耶

○清熱滲濕方

黃栢二錢鹽水炒　黃連　茯苓

澤瀉各一錢　蒼术　白术各一錢半

甘草五分　水二鍾煎八分服

如單用滲濕去黃連黃栢加橘皮乾薑

昌闡此一方差合鄙意以夏月所受之濕爲熱濕暑濕而羣方所主之藥多在寒濕風濕殊不

慊耳方後云云仍是去寒增熱依様葫蘆矣。

〇二朮四苓湯

治諸濕腫滿一身盡痛發熱煩悶二便不利

白朮　蒼朮　茯苓　猪苓

澤瀉　黄芩　羌活　芍藥

梔子仁　甘草各等分

水三盞薑三片燈心一撮煎服

此方通治表裏濕邪從水道出兼清濕暑熱之氣所宜遵也

○桂苓甘露飲

治濕熱內甚煩渴瀉利小便濇大便急霍亂吐下頭痛口乾

方見本門

○羌活勝濕湯

治脊痛項強腰如折項如拔上沖頭痛乃足太陽經氣不行此方主之

羌活　獨活各一錢　藁本

防風各一錢半　荆子　川芎

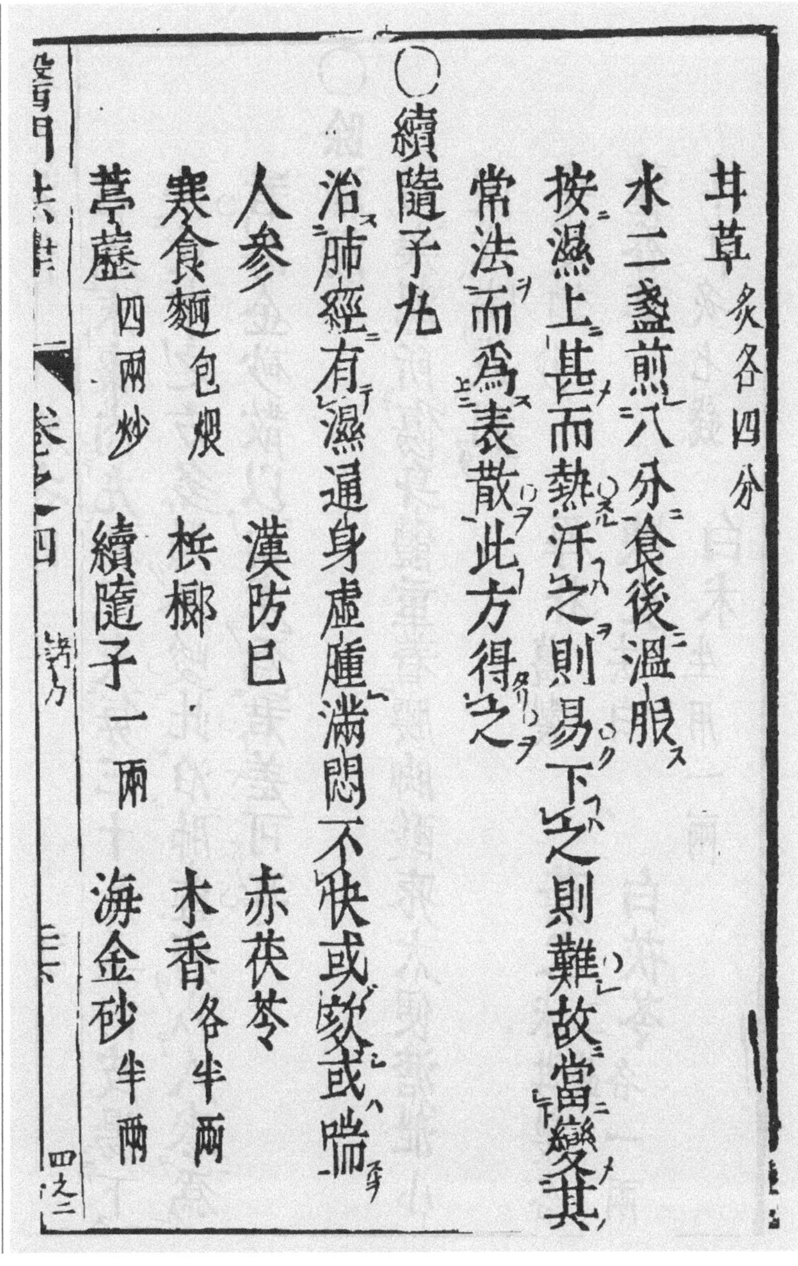

甘草炙各四分

水二盞煎八分食後溫服

按濕上甚而熱汗之則易下之則難故當變其常法而爲表散此方得之

○續隨子丸

治肺經有濕通身虛腫滿悶不快或欬或喘

人參　漢防已　赤茯苓

寒食麵包煨　檳榔　木香各半兩

葶藶四兩炒　續隨子一兩　海金砂半兩

右爲末棗肉丸梧子大每三十丸桑白皮湯下

按攻下之方多過於峻此治肺經癰以人參爲君海金砂散以白术爲君差可耳

○除濕湯

治寒濕所傷身體重着腰脚酸疼大便溏泄小便或濇或利

半夏麴炒　厚朴薑製　蒼术米泔製各二錢

藿香葉　陳皮去白　白茯苓各一兩

甘草炙七錢　白术生用一兩

右㕮咀每服四錢水一盞薑七片棗一枚煎七分食前溫服

按脾惡濕濕從下入而傷其脾是以身重足軟小便濇大便反利不溫其脾濕無由去當以此方加清熱利水藥

（一）白术酒

治中濕骨節疼痛

白术一兩酒三盞煎一盞不拘時頻服不能飲酒以水代之

按此方顯土理脾不分功於利小便益以脾能健運自濕不留而從水道出耳然則胃兒津液不充不敢利其小便者得此非聖藥乎

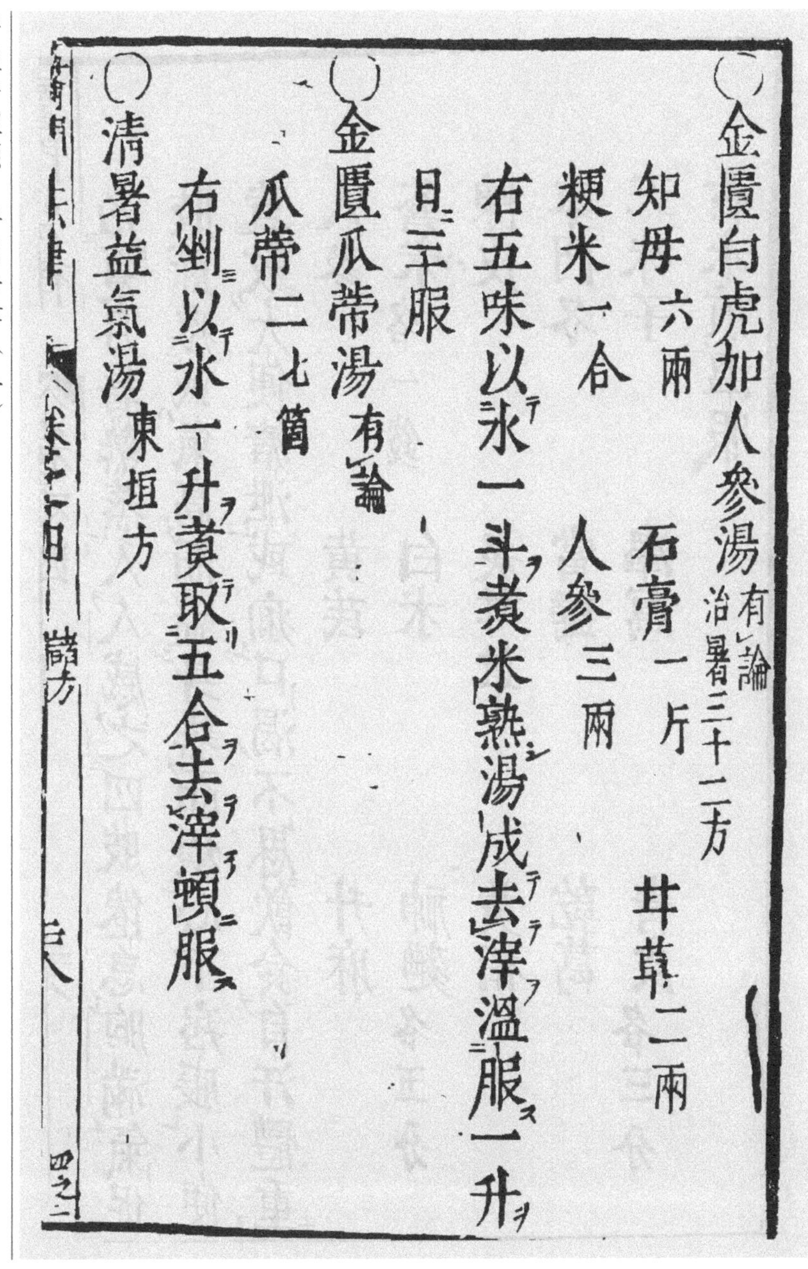

〇金匱白虎加人參湯有論 治暑三十二方

知母六兩 石膏一斤 甘草二兩

粳米一合 人參三兩

右五味，以水一斗，煮米熟湯成，去滓，温服一升，日三服。

〇金匱瓜蒂湯有論

瓜蒂二七箇

右剉，以水一升，煮取五合，去滓，頓服。

〇清暑益氣湯東垣方

治夏月暑熱蒸人人感之四肢倦怠胸滿氣促肢節疼或氣高而喘身熱而煩心下痞脹小便黃數大便溏泄或痢口渴不思飲食自汗體重

人參　黃芪　升麻

蒼术各一錢　白术　神麴各五分

陳皮　炙甘草　黃栢

麥門冬　當歸　乾葛

五味子　澤瀉　青皮各三分

右水煎溫服

諸方總論見前

○人參益氣湯 東垣

治暑熱傷氣四肢倦怠嗜臥手指麻木

人參一錢二分 黃芪二錢 白芍藥七分

甘草一錢 五味子三十粒 柴胡六分

升麻五分 右水煎服

○生脉散

治熱傷元氣肢體倦怠氣短懶言口乾作渴汗

出不止或濕熱大行金爲火制絕寒水生化之

源致肢體痿軟脚軟眼黑最宜服之

人參　麥門冬　五味子各等分

右水煎服

○竹葉石膏湯　治暑熱煩燥

石羔一兩　半夏二錢　人參

麥門冬各三錢　甘草二錢　竹葉二十箇揉碎

右薑三片水煎服

○黃芪人參湯　并加減法

黃芪一錢自汗過多者加一錢人參

白朮各五分　蒼朮五分無汗一錢　橘皮去白

甘草　當歸身酒洗　麥門冬各二分

黃栢　神麯炒各三分　升麻六分

五味子九粒

水二盞煎一盞去查稍熱食遠或空心服之忌

酒濕麵大料物之類及過食冷物如心下痞悶

加黃連二三分胃脘當心痛減大寒藥加草豆

蔻仁五分脇下痛或縮急加柴胡二三分頭痛

目中溜火加黃連二三分川芎三分頭目不清

利上壅上熱加蔓荆子三分藁本二分細辛一分川芎三分生地黃二分如氣短精神少夢寐間困乏無力加五味子九粒大便濇隔一二日不見致食少食不下血中伏火而不得潤也加當歸身生地黃各五分桃仁三粒去皮尖麻子仁研泥五分如大便通行所加之藥勿再服如大便又不快利勿用別藥少加大黃五分煨如久不利非血結血閉而不通也是熱則生風其病人必顯風證單血藥不可復加只宜常服黃

莪人參湯外用羌活防風各五錢水四盞煎至一盞去査空心服之太便必大走也一下服便止胸中氣滯加青皮陪陳皮去其邪氣此病本元氣不足惟當補元氣不當瀉之　氣滯太甚或補藥太過或心下有憂滯鬱結之事更加木香二三分砂仁二三分白荳蔻二分與正藥同煎服　腹痛不惡寒者加芍藥五分黄芩二分却減五味子

○香薷飲

治一切暑熱腹痛或霍亂吐利煩心等證

香薷一斤　厚朴製　白扁豆炒各半斤

每服五錢水盞半煎八分不拘時溫服

○五物香薷飲　驅暑和中

即前方少加茯苓甘草也

○黃連香薷飲

黃連四兩　香薷一斤　厚朴半斤

每服四錢如前服

○十味香薷飲

治伏暑身體倦怠神昏頭重吐利

香薷 人參 陳皮

白朮 茯苓 黄芪

木瓜 厚朴 扁豆

甘草各五錢 㕮咀水煎每服一兩

（一）宣明桂苓甘露飲 共八味

茯苓 澤瀉各一兩 白朮

石膏 寒水石各一兩 滑石澄四兩

猪苓 肉桂各五錢

右爲末每服三錢温湯調下

○子和桂苓甘露飲

治伏暑發渴脉虚水逆滯共十二味

即前方加人參甘草乾葛各一兩藿香木香各

一錢減桂只用一錢猪苓不用

○桂苓丸

治冒暑煩渴飲水過多心腹脹滿小便赤少

肉桂　　茯苓各一兩

右爲末蜜丸每兩作十丸每細嚼一丸白湯下

五苓散　加人參一錢名春澤湯

治暑濕爲病發熱頭疼煩躁而渴

白朮　猪苓　茯苓各兩半

澤瀉二兩半　肉桂一兩

右爲末每服三二錢熱湯調下

辰砂五苓散　加辰砂等分減桂三之一

益元散　即天水散

治傷寒表裏俱熱煩渴口乾小便不通及霍亂

吐瀉下利腸澼偏主石淋及婦人産難催生下

乳神効

桂麻滑石　臓白者六兩　粉草一兩

右爲極細末每服三錢白湯調下新水亦得加薄荷末少許名雞蘇散加青黛末少許名碧玉散治療並同但以廻避世俗之輕侮耳加辰砂少許名辰砂益元散

○通苓散

治傷暑潮熱煩渴小便不利

麥門冬　淡竹葉　車前穗

燈心　　各等分水煎服

（　）三黄石膏湯

黄連二錢　黄栢　山梔

玄參各一錢　黄芩　知母各一錢五分

石膏三錢　甘草七分　水煎服

（　）白虎加蒼术湯

即本方不用人參加蒼术二兩增作四服

（　）六和湯

治心脾不調氣不升降霍亂吐瀉寒熱交作傷

寒陰陽不分冒暑伏熱煩悶或成痢疾中酒煩
渴畏食

香薷二錢　砂仁　半夏湯洗七次
杏仁去皮尖　人參　甘草炙各五分
赤茯苓　藿香　白扁豆薑汁畧炒
厚朴薑製　木瓜各一錢

水二鍾薑五片紅棗二枚煎一鍾不拘時服

〇却暑散

赤茯苓　甘草生各四兩　寒食麵

生薑各一斤

右爲細末每服二錢不拘時新汲水或白湯調服

〇消暑丸　治伏暑引飲脾胃不利

半夏一斤用醋五升煮乾　甘草生用　茯苓各半斤

右爲末薑汁糊丸毋見生水如桐子大每服五十丸不拘時熱湯送下中暑爲患藥下即甦傷暑發熱頭疼服之尤妙　夏月常服止渴利小便雖飲水多亦不爲害應是暑藥皆不及此若

停痰飲並用生薑湯下入夏之後不可缺此

（一）枇杷葉散

治中暑伏熱煩渴引飲嘔噦惡心頭目昏眩

枇杷葉去毛炙　陳皮去白焙　丁香

厚朴去皮薑汁炙各半兩　白茅根　麥門冬

乾木瓜　甘草　香薷一錢半

右擣羅爲末每服二錢水一盞生薑三片煎七分溫服溫湯調服亦得如煩燥用井花水調下

小兒三歲以下可服半錢更量大小加減

〇潑火散　即地榆散

治中暑昏迷不省人事欲死者，并治傷暑煩躁，口苦舌乾，頭痛惡心，不思飲食，及血痢。

地榆　赤芍藥　黄連　青皮去白，各等分

每服三錢，漿水調服。若血痢，水煎服。

〇香薷丸

治大人小兒傷暑伏熱，燥渴瞀悶，頭目昏眩，胸膈煩滿，嘔噦惡心，口苦舌乾，肢體困倦，不思飲食，或發霍亂吐利，轉筋。

香薷一兩　蘇葉各五錢　甘草炙赤

檀香剉　丁香各二錢半

右爲細末煉蜜爲丸每兩作三十丸每服一丸

細嚼温湯下

（一）酒煮黄連丸

治伏暑發熱嘔吐惡心并治膈熱解酒毒厚腸

胃

黄連十二兩　好酒五斤

右將黄連以酒煮乾研爲末滴水丸如梧桐子

大空心送下三五十丸

水葫蘆丸　治冒暑毒解煩渴

川百藥煎叁兩　人參二錢　麥門冬

烏梅肉　白梅肉　乾葛

甘草各半兩

右爲細末麪糊爲丸如雞頭實大含化一丸夏月出行可度一日

按孔明五月渡瀘深入不毛分給此丸於軍士故名水葫蘆孟德遥指前有梅林失於未備耳

○縮脾飲　消暑氣，除煩渴。

縮砂仁　烏梅肉淨　草菓煨，去皮　甘草炙，各四兩　乾葛　白扁豆去皮，炒，各二兩

每服四錢，水一碗，煎八分，水澄冷服，以解煩。或欲熱欲温，任意服。代熟水飲之極妙。

○大順散

治冒暑伏熱，引飲過多，脾胃受濕，水穀不分，清濁相干，陰陽氣逆，霍亂嘔吐，藏府不調。

甘草　乾薑　杏仁去皮尖

桂枝 去皮

右先將甘草用白砂炒次入薑却下杏仁炒過篩去沙淨合桂爲末每服二三錢湯點服

○冷香引子

治傷暑渴霍亂腹痛煩躁脉沉微或伏

附子 炮　陳皮 各一錢　草菓　甘草 炙各一錢半

水盞半薑十片煎八分去查井水頓冷服

○大黃龍丸

治中暑身熱頭疼狀如脾寒或煩渴嘔吐昏悶

不食

舶上硫黄　硝石各一兩　白礬

雄黄　滑石各半兩　白麪四兩

右五味研末入麪和勻滴水丸如梧子大每服三十丸新井水下管見云有中暍昏死灌之立甦

終

傷燥門論一首 法十二條 律五條

## 秋燥論

喻昌曰燥之與濕有霄壤之殊燥者天之氣也濕者地之氣也水流濕火就燥各從其類此勝彼負兩不相謀春月地氣動而濕勝斯草木暢茂秋月天氣肅而燥勝斯草木黃落故春分以後之濕秋分以後之燥各司其政今指秋月之燥為濕是必指夏月之熱為寒然後可奈何內經病機一十九條獨遺燥氣他凡秋傷於燥皆謂秋傷於濕歷代諸賢隨文作解弗

察其訛昌特正之大意謂春傷於風夏傷於暑長夏
傷於濕秋傷於燥冬傷於寒覺六氣配四時之旨與
五運不相背戾而千古之大疑始一抉也然則秋燥
可無論乎夫秋不遽燥也大熱之後繼以涼生涼生
而熱解漸至大涼而燥令乃行焉經謂陽明所至始
為燥終為涼者亦誤文也豈有新秋月華露湛星潤
淵澄天香遍野萬寶垂實歸之燥政迨至山空月小
水落石出天降繁霜地凝白鹵一往堅急勁切之化
反謂涼生不謂燥乎或者疑燥從火化故先燥而後

凉此非理也深乎深乎上古脉要曰春不沉夏不弦秋不數冬不濇是謂四塞謂脉之從四時者不循序漸進則四塞而不通也所以春夏秋冬孟月之脉仍循冬春夏秋季月之常不改其度俟二分二至以後始轉而從本令之王氣乃爲平人順脉也故天道春不分不温夏不至不熱自然之運悠久無疆使在人之脉方春即以弦應方夏即以數應躁促所加不三時而歲度終矣其能長世乎即是推之秋月之所以忌數脉者以其新秋爲燥所勝故忌之也若不病之

人新秋而脈帶微數乃天眞之脈何反忌之耶且夫始爲燥終爲凉凉已即當寒矣何至十月而反溫耶凉已反溫失時之序天道不幾顛乎不知十月之溫不從凉轉正從燥生蓋金位之下火氣承之以故初冬常溫其脈之應仍從乎金之濇耳由濇而沉其濇也爲生水之金其沉也即爲水中之金矣珠輝玉映傷燥云乎哉然新秋之凉方以却暑也而夏月所受暑邪即從凉發經云當暑汗不出者秋成風瘧舉一瘧而凡當風取凉以水灌汗迺至不復汗而傷其內

者病發皆當如瘧之例治之矣其內傷生冷成滯下者并可從瘧而比例矣以其原來皆暑濕之邪外內所主雖不同同從秋風發之耳若夫深秋燥金主病則大異焉經曰燥勝則乾夫乾之為害非遠赤地千里也有乾於外而皮膚皺揭者有乾於內而精血枯涸者有乾於津液而榮衛氣衰肉爍而皮着於骨者隨其大經小絡所屬上下中外前後各為病所燥之所勝亦云熯矣至所傷則更厲燥金所傷本摧肝木甚則自戕肺金蓋肺金主氣而治節行焉此惟土生

之金堅剛不撓故能生殺自由紀綱不紊若病起於秋而傷其燥金受火刑化剛爲柔方圓且隨型埴欲仍清肅之舊其可得耶經謂欬不止而出白血者死白血謂色淺紅而似肉似肺者非肺金自削何以有此試觀草木菁英可掬一乘金氣忽焉改容焦其上首而燥氣先傷上焦華蓋豈不明耶詳此則病機之諸氣膹鬱皆屬於肺諸痿喘嘔皆屬於上二條明指燥病言矣生氣通天論謂秋傷於燥上逆而欬發爲痿厥燥病之要一言而終與病機二條適相脗合秪

以誤傳傷燥爲傷濕解者競指燥病爲濕病遂至經旨不明今一論之而燥病之機了無餘義矣其左胠脇痛不能轉側嗌乾面塵身無膏澤足外反熱腰痛驚駭筋攣丈夫癩疝婦人少腹痛目眛眥瘡則燥病之本於肝而散見不一者也內經燥淫所勝其主治必以苦溫者用火之氣味而制其勝也其佐以或酸或辛者臨病制宜宜補則佐酸宜瀉則佐辛也其下之亦以苦溫者如清甚生寒留而不去則不當用寒下宜以苦溫下之即氣有餘亦但以辛瀉之不以寒

也要知金性畏熱燥復畏寒有宜用平寒而佐以苦甘者必以冷熱和平爲方制乃盡善也又六氣凡見下承之氣方制即宜少變如金位之下火氣承之則苦温之屬宜減恐其以火濟火也即用下亦當變苦温而從寒下也此内經治燥淫之旨可贊一辭者也至於肺氣膹鬱痿喘嘔欬皆傷燥之劇病又非制勝一法所能理也玆併入燥門細商良治學者精心求之罔不獲矣若但以潤治燥不求病情不適病所猶未免涉於麄疏耳

痺論云陰氣者靜則神藏躁則消亡下文但言飲食自倍腸胃乃傷曾不及於肺也其所以致躁而終陰氣消亡之故引而未發也至靈樞云形寒飲冷則傷肺始知傷肺關於寒冷矣可見肺氣外達皮毛內行水道形寒則外寒從皮毛內入飲冷則水冷從胸中上溢遏抑肺氣不令外揚下達其治節不行周身之氣無所稟仰而肺病矣究竟肺為嬌臟寒冷所傷者十之二三火熱所傷者十之七八寒冷所傷不過裹束其外火熱所傷則更消爍其

中所以爲害倍烈也然火熱傷肺以致諸氣膹鬱諸痿喘嘔而成燥病百道方中率皆依樣葫蘆如烏藥香附紫蘇半夏茯苓厚朴丁沉訶蔻薑桂蓬稜梹榔益智之屬方方取足祗因內經脫遺燥證後之無識者競皆以燥治燥恬於操刃曾不顧陰氣之消亡耳

雖以東垣之大賢其治燥諸方但養榮血及補肝腎虧損二便閉結而已初不論及於肺也是非謂中下二焦有燥病而上焦獨無也不過闕經旨傷濕

之疑遂因仍不察耳夫諸氣膹鬱之屬於肺者屬於肺之燥非屬於肺之濕也苟肺氣不燥則諸氣禀清肅之令而週身四達亦胡致膹鬱耶諸痿喘嘔之屬於上者上亦指肺不指心也若統上焦心肺並言則心病不主痿喘及嘔也惟肺燥甚則肺葉痿而不用肺氣逆而喘鳴食難過膈而嘔出三者皆燥證之極者也經文原有逆秋氣則太陰不收肺氣焦滿之文其可稱為濕病乎更考東垣治肺消方中引用白荳蔻蓽澄茄及治諸氣方中雜

用辛香行氣之藥，覺於傷燥一途有未悉耳。又如丹溪折衷雜證，爲後代所宗，亦無一方一論及於肺燥，但於熱鬱湯下云：有陰虛而得之者，有胃虛食冷物抑遏陽氣於脾土中而得之者，其治法皆見發熱條中。此治非陰虛非陽陷，亦不發熱，而常自蒸蒸不解者。夫蒸蒸不解，非肺氣爲熱所内蒸，而不能外達耶？方用連翹、薄荷葉、黃芩、山梔仁、麥門冬、甘草、鬱金、瓜蔞皮穰八味，竹葉爲引。方後復設爲問答云：何不用蒼朮、香附、撫芎？曰：火就燥，燥藥皆能助火故不用也似此一方示不欲以燥助火之意於熱鬱之條其不敢以燥益燥重傷肺金隱然可會何爲不立燥病一門暢發其義耶又如繆仲醇治病所用者無非四君四物二冬二母沙參玄參黃芪山藥蘇子橘紅桑葉枇杷葉杏仁棗仁扁豆蓮心瓜蔞五味升葛柴前芩連梔栢滑石石膏菊花枸杞牛膝續斷薏苡木瓜胡麻首烏豆豉霜梅膠飴之屬千方一律不過選擇於此增入對證一二味自成一家識者稱其不盡用方書所

截投之輒効益獨開門户者也又有稱其精於本草擇用五六十種無過之藥屢獲奇驗無以多爲者昌謂不然世之患燥病者多仲醇喜用潤劑於治燥似乎獨開門户然亦聰明偶合未有發明可以治内傷之燥不可以治外感之燥何况風寒暑濕哉節取其長可矣

内經云心移熱於肺傳爲鬲消肺燥之繇來者遠矣苟其人腎水足以上升而交於心則心火下降而交於腎不傳於肺矣心火不傳於肺曾何傷燥之

傾哉即腎水或見不足其腸胃津血足以協濟上供肺亦不致過傷也若夫中下之澤盡竭而高源之水猶得措於不傾則必無之事矣所以經文又云二陽結謂之消手陽明大腸熱結而津不潤足陽明胃熱結而血不榮證成消渴舌上赤裂大渴引飲與心移熱於肺傳爲鬲消文雖異而義則一也治鬲消者用白虎加人參湯頫救其肺以施於諸氣膹鬱諸痿喘嘔罔不合矣學者可不知引伸觸類以求坐進此道耶

陰陽別論云二陽之病發心脾有不得隱曲男子少精女子不月其傳爲風消其傳爲息賁死不治此亦肺燥所繇來而未經揭出者夫燥而令男子精液衰少女子津血枯閉亦云極矣然其始但不利於隱曲之事耳其既則胃之燥傳入於脾而爲風消風消者風熱熾而肌肉消削也大腸之燥傳入於肺而爲息賁息賁者息有音而上奔不下也是則胃腸合心脾以共成肺金之燥三藏二府陰氣消亡殆盡尚可救療乎夫由心之肺已爲死陰之

屬然脾氣散二陽之精上輸於肺猶得少甦涸鮒今以燥之為害令生我者盡轉而浚我之生故直斷為死不治也從前憒憒特釋明之

病機十九條內云諸濇枯涸乾勁皴揭皆屬於燥燥金雖為秋令雖屬陰經然異於寒濕同於火熱火熱勝則金衰火熱勝則風熾風能勝濕熱能耗液轉令陽實陰虛故風火熱之氣勝於水土而為燥也



肝主於筋風氣自甚燥熱加之則液聚於胸膈不榮

於筋脉而筋燥故勁強緊急而口噤或瘈瘲昏冒僵仆也

風熱燥甚怫鬱在表而裏氣平者善伸數欠筋脉拘急或時惡寒或筋惕而搐脉浮數而弦若風熱燥并鬱甚於裏則必爲煩滿必爲悶結故燥有表裏氣血之分也

至於筋緩不收痿痺不仁因其風熱勝濕爲燥日久乃燥病之甚者也至於諸氣膹鬱諸痿喘嘔皆屬於肺金從燥化金且自病而肺氣日見消亡又何

論痿痺乎。

五藏五志之火。皆有真液以養之。故凝聚不動。而真液尤賴腎之陰精。胃之津液。交灌於不竭。若腎胃之水不繼。則五藏之真陰隨耗。五志之火翕然內動。而下上中三消之病作矣。河間云燥太甚而脾胃乾涸。則成消渴。亦其一也。

燥病必渴。而渴之所屬各不同。有心肺氣厥而渴。有肝痺而渴。有脾熱而渴。有腎熱而渴。有胃與大腸結熱而渴。有小腸痺熱而渴。有因病瘧而渴。有因素食肥甘而渴，有因醉飽入房而渴，有因遠行勞倦遇大熱而渴，有因傷害胃乾而渴，有因風而渴。五藏部分不同，病之所遇各異，其爲燥熱亡液則一也。另詳消渴門。

治燥病者，補腎水陰寒之虛，而瀉心火陽熱之實；除腸中燥熱之甚，濟胃中津液之衰。使道路散而不結，津液生而不枯，氣血利而不濇，則病日已矣。腎惡燥，急食辛以潤之。故腎主五液，津則大便如常。若饑飽勞逸，損傷胃氣，及食辛熱味厚之物而切

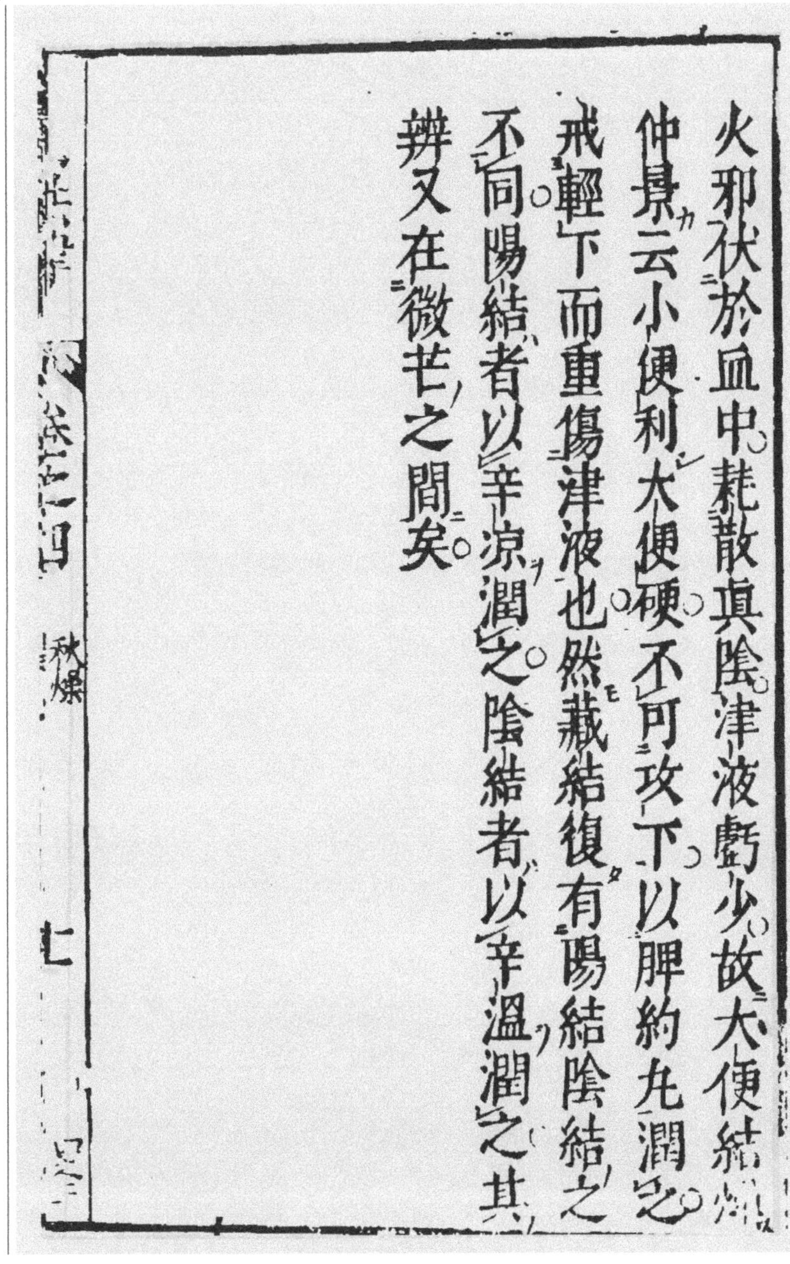

火邪伏於血中。耗散真陰。津液虧少。故大便結燥。仲景云。小便利。大便硬。不可攻下。以脾約丸潤之。戒輕下而重傷津液也。然藏結復有陽結陰結之不同。陽結者以辛涼潤之。陰結者以辛溫潤之。其辨又在微芒之間矣。

律五條

凡秋月燥病，誤以爲濕治者，操刃之事也。從前未明，咎猶可諉，今明知故犯，傷人必多，孽鏡當前，悔之無及。

凡治燥病，燥在氣而治血，燥在血而治氣，燥在表而治裏，燥在裏而治表，藥不適病，醫之過也。

凡治雜病，有兼帶燥證者，誤用燥藥，轉成其燥，因致危困者，醫之罪也。

凡治燥病，須分肝肺二藏見證，肝藏見證，治其肺燥

可也若肺藏見證反治其肝則坐誤矣醫之罪也
肝藏見燥證固當急救肝葉勿令焦損然清其肺
金除其燥本尤為先務若肺金自病不及于肝即
顓力救肺焦枯且恐立至尚可分功緩圖乎
凡治燥病不深達治燥之旨但用潤劑潤燥雖不重
傷亦誤時日祗名麄工所當戒也

## 燥門諸方

○滋燥養榮丸

治皮膚皴揭筋燥爪乾

當歸酒洗二錢　生地黃　熟地黃

白芍藥　秦艽　黃芩各一錢半

防風一錢　甘草五分　水煎服

○大補地黃丸　治精血枯涸燥熱

黃柏鹽酒炒　熟地黃酒蒸各四兩　當歸酒洗

山藥　枸杞子甘州佳各三兩　知母鹽酒炒

醫門法律　卷之四

山茱肉　白芍藥各二兩　生地黃二兩五錢

肉蓯蓉酒浸　玄參各一兩半

右爲細末煉蜜丸如桐子大每服七八十丸空

心淡鹽湯送下

○東垣潤腸丸

治脾胃中伏火大便秘濇或乾燥閉塞不通全

不思食乃風結秘皆令閉塞也以潤燥和血疏

風自然通矣

麻子仁　桃仁　羌活

當歸尾　大黄煨各半兩　皁角仁

秦艽各五錢

右除另研外為細末五上火煉蜜丸如桐子大毎三五十丸食前白湯下又有潤燥丸一方本方加郁李仁防風

○東垣導滯通幽湯

治大便難幽門不通上冲吸門不開噎塞不便燥秘氣不得下治在幽門以辛潤之

當歸　升麻　桃仁另研各一錢

生地黃　熟地黃各五分　紅花

甘草炙各三分

右作一服水煎調檳榔末五分服加大黃名當歸潤燥湯

○清涼飲子一名生液甘露飲

治上焦積熱口舌咽鼻乾燥

黃芩　黃連各二錢　薄荷

玄參　當歸　芍藥各一錢五分

甘草一錢

水二鍾煎八分不拘時服大便秘結加大黃二錢

○大秦艽湯

治血弱陰虛不能養筋筋燥而手足不能運動指爪乾燥屬風熱甚者

方見三卷中風門

○元戎四物湯　治臟結秘濇者

當歸　熟地黃　川芎

白芍藥　大黃煨　桃仁各等分水煎或丸

○丹谿大補丸

降陰火補腎水治陰虛燥熱

黃栢　炒褐色　知母　酒浸炒　各四兩　熟地黃　酒蒸

敗龜板　酥炙黃　各六兩

右為末猪脊髓和煉蜜丸如桐子大每七十丸空心淡鹽湯送下

○六味地黃丸

治下焦燥熱小便澁而數又治腎氣虛久新憔悴寢汗發熱五臟齊損瘦弱虛煩骨蒸下血自

汗盜汗，水泛爲痰，咽燥口渴，眼花耳聾等證，功效不能盡。

懷熟地八兩，杵膏 山茱萸肉 乾山藥各四兩 牡丹皮 白茯苓 澤瀉各三兩

右各另爲末，和地黄膏加煉蜜丸桐子大，每服七八十丸，空心食前滚湯下。

○自製清燥救肺湯 治諸氣膹鬱，諸痿喘嘔。

桑葉經霜者，得金氣而柔潤不凋，取之爲君，去枝梗，三錢 石膏煅，禀清肅之氣，極清肺熱，二錢五分 甘草和胃生金，一錢

人參生胃之津養肺之氣七分　胡麻仁炒研一錢

真阿膠八分　麥門冬去心一錢二分　杏仁炮去皮尖炒黄七分

枇杷葉一片刷去毛蜜塗炙黄

水一碗煎六分頻頻二三次滾熱服。痰多加貝母、瓜蔞。血枯加生地黄。熱甚加犀角、羚羊角，或加牛黄。

昌按：諸氣膹鬱之屬於肺者，屬於肺之燥也。而古今治氣鬱之方，用辛香行氣，絕無一方治肺之燥者。諸痿喘嘔之屬於上者，亦屬於肺之燥也而古今治法以痿喎屬陽明以喘屬肺是則喎與痿屬之中下而惟喘屬之上矣所以千百方中亦無一方及於肺之燥也即喘之屬於肺者非表即下非行氣即瀉氣間有一二用潤劑者又不得其肯綮總之内經六氣脫誤秋傷於燥一氣指長夏之濕爲秋之燥後人不敢更端其說置此一氣於不理即或明知理燥而用藥夾雜如弋獲飛蟲茫無定法示人也今擬此方命名清燥救肺湯大約以胃氣爲主胃土爲肺

金之母也其天門冬雖能保肺然味苦而氣滯恐反傷胃阻痰故不用也其知母能滋腎水清肺金亦以苦而不用至如苦寒降火正治之藥尤在所忌蓋肺金自至於燥所存陰氣不過一綫耳倘更以苦寒下其氣傷其胃其人尚有生理乎誠倣此增損以救肺燥變生諸症如沃焦救焚不厭其頻庶克有濟耳